스트레스가 많은 현대사회

힐링이 필요한 시대의 건강 이야기

힐링이 필요한 시대의 건강 이야기

초판 1쇄 발행 2023년 2월 28일
초판 2쇄 발행 2025년 4월 4일

지 은 이 오세연
펴 낸 이 신일희
펴 낸 곳 계명대학교 출판부
출판등록 제347-1998-1호(1970. 9. 1.)
주 소 대구광역시 달서구 달구벌대로 1095
대표전화 053-580-6233
팩 스 053-580-6235
홈페이지 www.kmupress.com

ISBN 979-11-6516-129-3 03510 정가 17,000원

스트레스가 많은 현대사회

힐링이 필요한 시대의 건강 이야기

오세연 지음

빛을여는책방

추천사

"돈을 잃으면 조금 잃는 것이고, 명예를 잃으면 많이 잃는 것이며, 건강을 잃으면 전부 잃는 것이다."라는 말이 있습니다. 인간의 삶에서 건강의 소중함은 아무리 강조해도 지나치지 않다는 의미입니다. 또한, 미국에서는 "Nothing is more fatal to health than an over care of it. (건강에 대한 지나친 걱정보다 건강에 더 치명적인 것은 없다.)"라는 말도 있습니다. 이는 건강뿐만 아니라 일어나지 않는 일에 대해 쓸데없는 걱정을 과하게 하지 말라는 것입니다. 이들 격언이나 명언은 너무 무심하지도 말며 그렇다고 너무 지나치지도 말고 건강은 건강할 때 지키라는 의미입니다.

"힐링이 필요한 시대의 건강 이야기" 원고의 제목과 내용을 본 필자는 지금까지 쌓아온 저자의 건강에 대한 지식과 지혜를 공유할 수 있는 계기가 되어 감사할 뿐입니다.

저자는 후학을 양성하는 교육자로서, 과학발전을 위해 노력하는 연구자로서 오랜 기간 동안 성실히 역할을 다하고 있습니다. 그 결과, 특히 약용식물의 휘발성 치료성분에 관한 연구 성과 등으로 국제적인 학자로 자리매김하였습니다. 저자의 옥고인 "힐링이 필요한 시대의 건강 이야기"는 생활습관 및 건강에 대해 주제별로 과학적인 설명을 제공하고 있습니다. 이는 우리 개인뿐만 아니라 가족의 건강을 효율적으로 관리하는 데 많은 도움이 되리라 봅니다.

다시 한 번 더 저자의 과학적 지식과 지혜를 배울 수 있어서 감사하게 생각합니다.

강원대학교 보건과학대학 식품영양학과 교수 **이재철**
(강원대 한방보건복지대학장, 보건과학대학학장 역임)

서문

여러 해 동안 건강에 관한 강의를 해오면서, 삶 가운데 오는 스트레스로 인하여 '힐링'을 추구하며 살아가는 현대인들에게 전공서적에서 다루는 전문적인 지식을 비전공자들이나 일반인들에게 이해하기 쉽게 전달하고 싶은 마음에서 책을 쓰게 되었다. 현재 재직 중인 계명대학교에서 본 교재로 '힐링시대 건강 이야기'라는 균형교양과목으로 강의를 하고 있는데, 대부분의 학생들은 사이언스와 관련이 없는 문과 쪽의 학생들이 수강을 하고 있는 실정이다. 강의 시작한 지 한 달 즈음 되었을 때, 학생들의 강의 이해 정도와 혹 강의가 어렵지 않은지를 알아 보기 위하여, 설문조사를 실시한 적이 있었다. 한 학생이 "건강에 관한 많은 이야기들은 매스컴을 통하여 쉽게 접할 수 있는데 굳이 '힐링시대 건강 이야기'라는 교과목을 들어야 하나?"라는 마음으로 수강 신청을 했다는 것이다. 그런데 강의를 듣는 가운데, 건강에 관한 정보의 홍수 속에 살고 있었지만 정작 제대로 아는 것이 하나도 없었다는 사실을 알게 되었다고 답변을 하였고, 강의 시각에 배운 내용으로 친구들과 토론하며 논다는 학생, 가족과의 저녁 식탁에서 배운 내용을 부모님께 알려 준다는 학생, 각 테마마다 과학적인 설명이 뒷받침이 되는 것이 신기하다는 등 다양하게 답변한 학생들의 글귀가 생각이 난다.

제1부, 1장에서 4장까지는 스트레스가 많은 시대를 살아가는 현대인들이 스트레스를 술로 해소하기 위해 습관적인 음주를 할 경우, 특히 우리들의 뇌에 어떠한 영향을 미치며, 숙취해소를 포함하여 음주

시 지켜야 하는 사항에 대하여 과학적인 설명을 토대로 솔루션을 제시하였으며 (1장 음주와 숙취해소), 현대인들의 관심사인 체중 감량을 위하여 심각하게 절제된 식단 제한, 식사 횟수의 제한, 먹을 수 있는 시간대의 제한과 같은 식습관은 오히려 스트레스를 받게 함으로써 우리의 건강과 인성에 어떠한 영향을 끼치며, 바람직한 체중 감량법에 대하여 제시하였다 (2장 다이어트와 세로토닌). 또한 스트레스를 받을 때 심리적으로 불안감, 긴장감이 초래되며 더불어 육체적으로 수면 장애와 같은 문제가 발생되는데, 수면의 역할과 수면에 도움이 되는 멜라토닌은 무엇이며, 적절한 수면시간의 중요성에 대하여 제시하였으며 (3장 수면과 멜라토닌), 스트레스는 우리 몸에 여러 가지 질병을 유발시키는데, 특히 지속적으로 장기간 스트레스가 가해질 때, 뇌에 미치는 영향과 스트레스를 잘 관리할 수 있는 방법을 제시하였다 (4장 스트레스와 뇌의 위축).

제2부, 5장과 6장에서는 스피디한 시대를 살아가는 현대인들에게 실생활 가운데 늘 가까이에서 접하며 식품첨가물이 함유되어 있는 가공식품이 논란의 대상이 되고 있는데, 우리가 우려하는 안전성이 기본적으로 확보되고 있는지를 알아보는 가운데 식품첨가물에 대한 바른 이해와 건강한 식생활을 위해서 어떠한 노력을 해야 하는지에 대해 방향성을 제시하였으며 (5장 식품첨가물과 가공식품), 또한 생활에 편리성을 제공하는 PVC 플라스틱 일회용 생활용품을 비롯한 포장재로부

터 초래되는 생활 속 환경호르몬이 건강상 어떠한 영향을 끼치며, 환경호르몬에의 노출을 줄이기 위한 방안을 제시하였다 (6장 환경호르몬).

제3부, 7장에서 10장까지는 주로 치유(healing)에 관한 주제를 다루고 있는데, 대체의학으로서 향기를 이용하여 치료하는 아로마테라피에 사용되는 대표적인 허브의 정유 (essential oil)의 작용과 감염병 시대에 상당히 도움이 되는 정유의 올바른 사용법을 제시하였다 (7장 아로마테라피). 현대인들은 남녀노소를 불문하고 촉촉하고 잡티가 없는 탱탱한 피부를 갖고 싶어 하는데 피부의 3대 관심사인 보습, 탄력, 미백 차원에서 건강한 피부를 갖기 위해 어떠한 노력을 해야 하는지에 대한 솔루션을 제시하였으며 (8장 건강한 피부), 차 (tea) 역시 차의 가벼운 성분으로 질병의 예방 및 치료가 가능한데 차에 일부 함유되어 있는 카페인 성분으로 인하여 암 예방 차원에서 녹차를 하루에 10잔씩 음용하거나 성장기에 있는 어린이가 마셔도 안전한가에 대하여 커피 속의 카페인과의 차이점을 비교함으로써 해답을 제시하였다 (9장 차와 카페인). 우리 몸의 면역세포 중 약 70%가 장에 존재하는데, 장내 유익균인 유산균이 장내 면역체계를 활성화함으로써 비정상세포의 증식을 방지하게 되는데, 그 외의 유산균의 효능과 우유보다 유산균 음료가 소화흡수율이 높은 이유, 유산균 섭취시기와 일일 권장섭취량을 제시하였다 (10장 유산균).

마지막으로 제4부, 11장과 12장에서는 건강과 질병진단 및 치료를 위하여 나노 기술 (Nano-technologies)이 어떻게 활용되고 있는지를 알아보기 위하여 먼저 입자를 선택적으로 걸러주는 나노 멤브레인 (나노 필터)이 정수기, 해수 담수화, 등산복, 과수 봉지, 지올라이트 치약, 마스크 등과 같은 다양한 분야에 활용되어 건강 측면에서 어떠한 혜택을 제공하는가에 대하여 기술하였으며 (11장 건강과 나노 기술), 실제 의료분야에서 획기적인 발전을 이루어낸 나노 입자를 이용한 약물전달시스템 (Drug Delivery System)과 나노 로봇, 정보통신기술과 센서 기술을 활용한 웨어러블 헬스케어, 정밀한 공학기술과 무선 네트워크 기술이 접목된 스마트안경을 소개 하면서 더불어 나노 입자의 안전성에 대하여 고찰해 보았다 (12장 나노 기술과 질병 진단 및 치료).

부족한 점이 많이 있지만, 복잡하고 빠르게 변화하는 현대시대를 살아 가는 독자들에게 진정 건강한 삶을 영위하기 위하여 지켜야 할 기본적인 것을 과학적인 사실을 바탕으로 설명하였으며, 건강한 생활을 위해 조금이나마 도움이 되었으면 하는 바람이다.

2021년 12월

계명대학교 자연과학대학 **오세연**

목차

제1부 스트레스가 많은 시대의 현대인의 건강 이야기

1장 음주와 숙취해소 24

- 술이란 25
- 술의 해독과정 25
- 숙취의 원인 물질 26
- 알코올성 치매 26
  - 숙취의 원인 물질, 아세트알데히드
  - 블랙아웃 현상
  - 치매 증상
- 권장 음주량 28
- 숙취해소에 좋은 소재 및 식품 29
- 질병치료 가능한 술 30
  - 우리나라 고유의 술, 막걸리
  - 막걸리의 효능
  - 막걸리의 세계화

2장 다이어트(Diet)와 세로토닌(Serotonin) 36

- 다이어트란? 37
- 과체중의 원인 38
  - 유전적 요인
  - 스트레스
  - 고칼로리 음식 섭취
  - 운동 부족
  - 호르몬 요인
  - 열 발생이 원활하지 않을 경우
  - 식사의 형태에 따라
- 유년기 비만, 성인 비만 41
- 과체중으로 초래되는 질병 42

• 체중 조절을 위한 노력 43
- 운동요법
- 식이요법
식이섬유
식이섬유 함유 식품
기타 식품
• 다이어트와 세로토닌 50
- 세로토닌
- 세로토닌이 인성에 미치는 영향
• 제한된 다이어트의 한계 53
- 바람직한 체중 감량법

3장 수면 (Sleep)과 멜라토닌 (Melatonin) 55
• 수면이 인체에 미치는 영향 56
• 불면증 57
- 불면증의 양상
- 불면증 치료법
정확한 원인 규명
수면 환경 개선
• 수면과 멜라토닌 59
- 멜라토닌
- 멜라토닌의 역할: 수면 유발
• 수면에 도움이 되는 식품 60
• 멜라토닌이 수면에 미치는 사례 62
- 겨울철 아침 6시가 여름철 아침 6시보다 일어나기 어려운 이유

- 늦은 밤 휴대폰 사용, 불 끈 슬라이드 수업, 도서관 채광
- 어르신들이 밤에 잠이 잘 오지 않는 이유
• 적절한 수면 시간 65
- 질 좋은 숙면을 위하여

4장 스트레스(Stress)와 뇌의 위축 67

• 스트레스란? 68
• 스트레스의 원인 69
- 환경적인 요인
- 열등감, 완벽주의
- 정신적·사회적인 요인
• 스트레스로 인한 질병 70
• 지속적으로 장기간 스트레스를 받을 때 70
- 면역력 저하, 암 발생
- 뇌의 위축과 코르티손
• 세로토닌과 우울 탈피 72
• 스트레스를 극복할 수 있는 방법 73

제2부 스피디한 시대를 살아가는 현대인의 건강 이야기

5장 식품첨가물과 가공식품 80

- 식품첨가물의 필요성 82
- 식품첨가물의 요건 83
- 식품첨가물의 역사 83
- 식품첨가물의 관리 85
- 식품첨가물이 없다면... 85
- 식품첨가물의 사용 용도 87
  - 감미료
  - 고결방지제
  - 응고제
  - 발색제
  - 보존료
  - 산화방지제
  - 향미증진제
  - 표백제
- 일일섭취허용량 (Acceptable Daily Intake, ADI) 93
  - 일일섭취허용량의 의미
  - 약과 독
  - 일일섭취허용량 (ADI)의 설정
  - 최대무독성량 구하기: 독성시험을 통해
- 유통기한과 소비기한 96
  - 유통기한의 의미
  - 유통기한을 넘겨 판매할 경우
  - 소비기한
- 식품첨가물에 대한 바른 이해 98

6장 환경호르몬
99

• 환경호르몬이란? 100
- 생체호르몬
- 환경호르몬
• 생활 속 환경호르몬 101
- PVC 플라스틱 제품 소각 시
- 바다에서의 기름 유출 사고 시
- 유제품, 육류, 과일, 채소를 통하여
- 통조림 속 비스페놀A
- 새집 증후군
• 환경호르몬이 인체에 미치는 영향 105
• 환경호르몬에의 노출을 줄이기 위한 노력 105

제3부 힐링에 관한 이야기

7장 아로마테라피 (Aromatherapy, 향기요법) 112

- 향료 사용의 역사 113
- Aroma, Fragrance, Flavor, Odor 의미 115
- 아로마 (향기)의 특성 116
- 천연 향료 자원 117
- 피톤치드 (Phytoncide) 118
- 천연 향료의 추출법 120
  - 수증기 증류 (Steam distillation)
  - 앙플뢰라주 (Enfleurage)
  - 압착법 (Expression)
- 천연 향료 분석 기술 124
- 아로마테라피 (Aromatherapy) 124
  - 아로마테라피의 뜻과 역사
  - 정유 (Essential oil)란?
  - 정유의 작용
  - 아로마테라피
- 대표적인 허브 127
  - 라벤더 (Lavender)
  - 타임 (Thyme)
  - 페퍼민트 (Peppermint)
  - 유칼립투스 (Eucalyptus)
  - 로즈메리 (Rosemary)
  - 캐모마일 (Chamomile)
- 정유 사용법 132
  - 아로마 램프 확산법
  - 증기 흡입법 (Steam inhalation)

- 가글 (Gargle)
- 반신욕, 좌욕, 족욕
- 습포법
- 마사지 (Massage)
- 아로마테라피 시 주의해야 할 사항
• 아로마 블렌딩 136
- 공기 청정을 위한 방향 스프레이
- 바디 스프레이

8장 **건강한 피부** 140
• 피부의 3대 관심사 141
• 피부의 구조 141
- 표피층
각질층
- 진피층
• 피부의 노화 144
- 피부 노화의 특징
- 피부 노화의 종류
• 자외선 (Ultraviolet rays, UV rays) 145
- UVC, UVB, UVA
- 자외선에의 노출이 증가하는 경우
- 자외선 차단을 위한 노력
• 주름살은 왜 생기나? 150
• 피부의 색소 침착 151
• 피부의 보습 152
- 각질층의 피지막과 천연보습인자의 역할

- 각질 제거 시
- 히알루론산 (Hyaluronic acid)
  생체 내의 히알루론산
  히알루론산의 기능
  히알루론산의 용도
  히알루론산의 생산
- 오이, 알로에
• 건강한 피부를 지니기 위한 노력 158

9장 차 (Tea)와 카페인 (Caffeine) 159

• 차 (tea)란? 160
• 차의 기원 161
• 차의 종류 161
- 녹차 (Green tea)
- 우롱차 (Oolong tea)
- 홍차 (Black tea)
• 차의 효능 163
• 카테킨 (Catechin) 164
- 카테킨의 대표적인 효능
- 카테킨과 항암효과
- 카테킨이 풍부한 녹차를 음용 하려면
• 테아닌 (Theanine) 167
• 녹차와 카페인 (Caffeine) 167
- 일반 카페인의 작용
  긍정적인 면
  부정적인 면

- 녹차 속 카페인
- 일일 권장 카페인 섭취량
  어린이의 경우
  성인의 경우

10장 **유산균** 172

• 유산균이란? 173
• 유산균의 발견 175
• 유산균의 효능 176
• 방귀 178
- 방귀의 조성
- 방귀가 잦은 경우
- 장내 가스로 인한 장해
• 유산균 섭취 시기 179
• 우유보다 발효유가 소화흡수율이 높은 이유 180
- 우유의 결점
- 발효유의 장점
• 유산균 제품의 보관과 일일 권장섭취량 182
- 유산균제품의 보관
- 일일 권장섭취량

제4부 4차 산업시대의 나노 기술과 건강 이야기

11장 건강과 나노 기술 (Nano-technologies) 188

- 나노 기술이란? 189
  - 나노 미터 (nano meter, nm) 크기
  - 나노 기술
- 멤브레인 (Membrane, 분리막) 190
  - 멤브레인의 종류
  - 멤브레인의 최초 사용
- 건강을 위한 나노 기술의 활용 191
  - 해수 담수화, 가정용 정수기, 상·하수 처리장
  - 음료
  - 기능성 등산용품: 고어텍스 (Gore-Tex) 멤브레인
  - 채소 포장재 및 과수 봉지
  - 은 나노 입자를 입힌 칫솔
  - 제올라이트 (Zeolite)와 치약
  - 보건용 마스크
- 나노 멤브레인의 전망 198

12장 나노 기술과 질병 진단 및 치료 199

- 약물전달시스템 (Drug Delivery System, DDS) 200
- 나노 로봇 201
- 웨어러블 헬스케어 (Wearable Healthcare) 203
- 스마트 안경: 구글 글라스 (Google Glass) 204
- 나노 입자의 안전성 205
  - 은 나노 입자의 유해성
  - 나노 입자의 안전성
- 나노 기술이 끼칠 영향 207

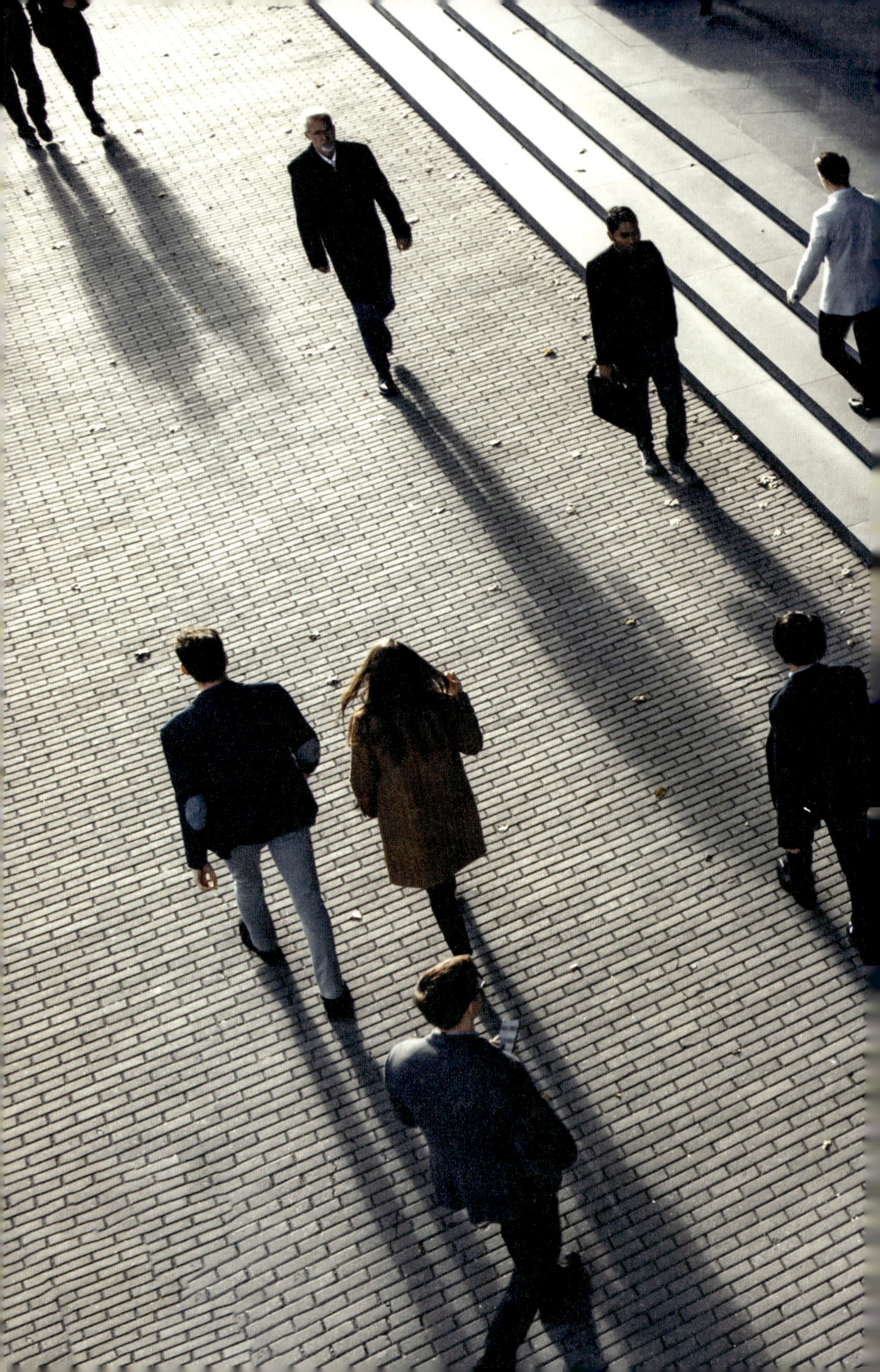

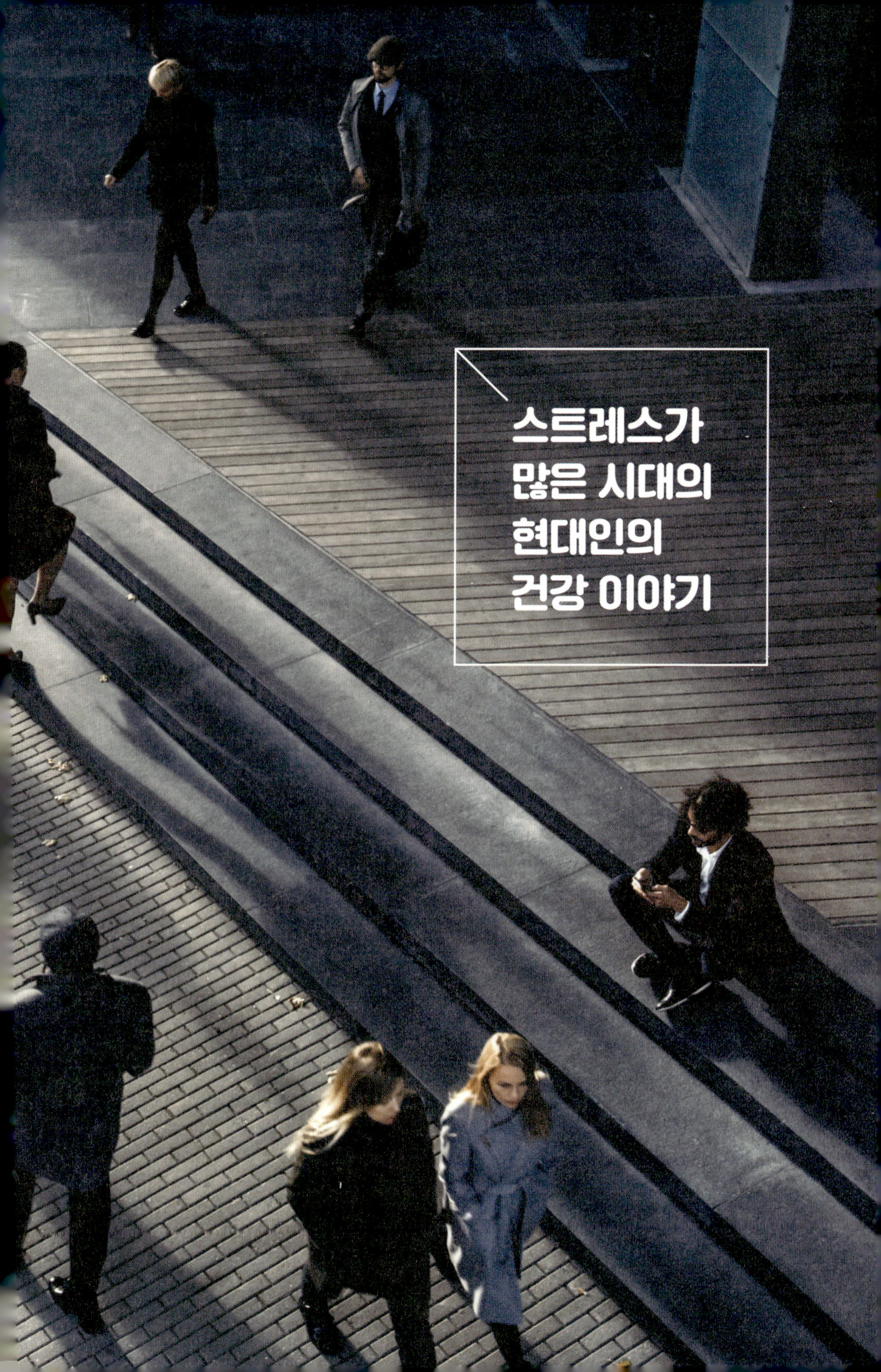

스트레스가 많은 시대의 현대인의 건강 이야기

제1부

스트레스가 많은 시대의 현대인의 건강 이야기

1장 음주와 숙취해소

2장 다이어트 (Diet)와 세로토닌 (Serotonin)

3장 수면 (Sleep)과 멜라토닌 (Melatonin)

4장 스트레스 (Stress)와 뇌의 위축

1장

음주와 숙취해소

현대인들은 스트레스가 많은 시대를 살아가고 있는데, 자신들이 좋아하는 취미생활을 통하여 나름대로 스트레스를 해소하는 길을 찾는 것 같다. 강의 중, 학생들에게 “어떤 식으로 스트레스를 해소하는가”에 대한 질문을 한 적이 있었다. 대부분의 남학생들은 친구들과 술자리를 가지면서 웃고 떠들면서 스트레스를 날린다고 답변을 하였다.

1장에서는 술을 마시면 기분이 좋아지고 긴장도 완화되어, 대화의 분위기를 화기애애하게 만들어주는 모임에 있어서 꼭 있어야 하는 필수 존재가 되어 버린 술, 스트레스를 술로 해결하는 습관적인 음주로 이어질 때, 특히 우리의 뇌에 어떠한 영향을 미치며, 숙취해소를 포함하여 음주시 지켜야 하는 사항에 대하여 알아보고자 한다.

술이란?

술은 종류에 따라, 서로 다른 농도로 물 속에 희석되어 있는 알코올(에탄올)성분과 여러 가지 맛과 향을 제공하는 미량 성분으로 이루어져 있다.

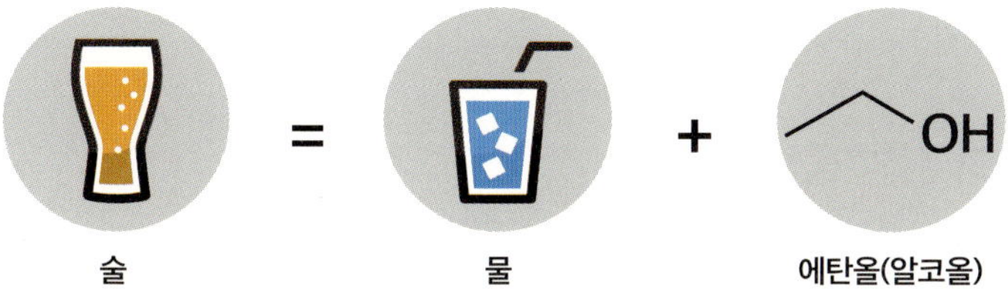

- 술의 주성분: 에탄올 (알코올의 한 종류)과 물
- 술을 마신다는 것: 물 속에 희석되어 있는 에탄올과 맛과 향을 제공하는 미량의 성분들을 즐기는 것

술의 해독 과정

술을 마시게 되면, 우리의 뇌는 술을 독성물질로 인식하여, 이를 해독시켜 몸 밖으로 배출하기 위해 간에서 해독 작용이 일어난다. 이때, 간에서 생성되는 '알코올 분해효소'에 의하여 에탄올은 산화되어 '아세트알데히드 (acetaldehyde)'라는 중간 대사산물을 거쳐 더 산화가 이루어지면, 인체에 무해한 아세트산(초산)으로 대사된다. 아세트산은 혈액에서 물과 이산화탄소로 분해되어 몸 밖으로 배출되게 된다.

- 해독작용: 간에서 알코올 분해효소에 의하여 일어남
- 에탄올: 알코올의 한 종류

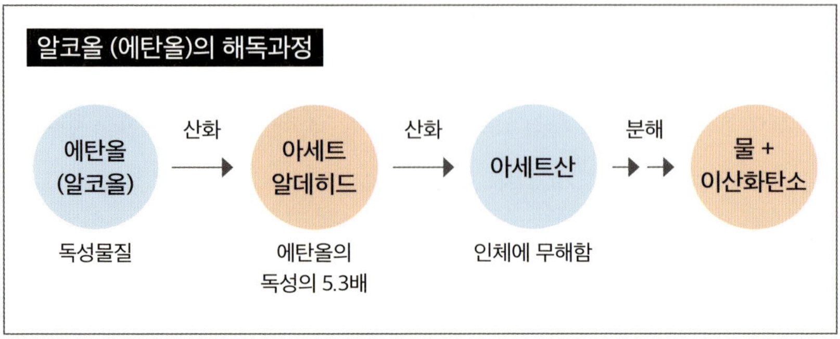

숙취의 원인 물질

에탄올의 산화과정 중 생성되는 '아세트알데히드'는 바로 숙취의 원인 물질이 되며, 에탄올의 독성의 5.3배나 되는 강한 독성을 나타낸다. 숙취는 신체적, 정신적 불쾌감이 수면에서 깨어난 뒤까지 계속되는 증상인데, 대표적인 증상으로 피로, 갈증, 두통, 구토, 설사, 집중력 감소 등을 수반하게 된다[1].

- 숙취의 원인물질: 아세트알데히드, 에탄올의 독성의 5.3배

알코올성 치매

숙취의 원인물질, 아세트알데히드

과도한 알코올의 음용과 습관적 음주가 무서운 것은, 무해한 아세트산으로 분해되지 못한 많은 양의 아세트알데히드가 혈관으로 주입되어 몸의 중요기관에 치명적인 손상을 일으킬 뿐 아니라 특히, '알코올성 치매'를 유발하기 때문이다.

우리의 뇌세포는 다른 세포와는 달리 한번 파괴되면 재생되지 않는 특성을 가지고 있다. 알코올은 기억력과 인지능력을 담당하는 뇌세포(해마세포)에 손상을 입힘으로써 뇌의 위축을 유발하고 결국에는 알코올성 치매로 이어지게 한다. 뇌의 위축 정도는 일생 동안 소비한 알코올의 양과 관련이 있으며, 알코올의 섭취를 중단하였을 때, 부분적으로나마 가역적으로 회복될 수 있다[21].

- 아세트알데히드: 뇌세포에 손상을 입혀 뇌의 위축과 알코올성 치매로 이어지게 함

블랙아웃 현상

또한, 알코올은 뇌의 신경세포 사이에서 학습과 기억 등의 정보를 전달하는 '글루타메이트(glutamate)'라는 신경전달물질의 활동을 멈추게 함으로써, 뇌의 신경세포에는 새로운 정보가 저장 되지 않고, 공백시간을 만들어 내는 '블랙 아웃(Black out)' 즉 필름이 끊기는 현상을 경험을 하게 한다. 이 또한 알코올성 치매를 유발하는 요인이 된다.

- 글루타메이트: 학습과 기억 등의 정보를 전달하는 신경전달물질
- 블랙아웃 현상: 알코올은 글루타메이트의 활동을 멈추게 함 → 뇌의 신경세포에는 새로운 정보가 저장 되지 않음 → 필름이 끊기는 현상 → 알코올성 치매 유발

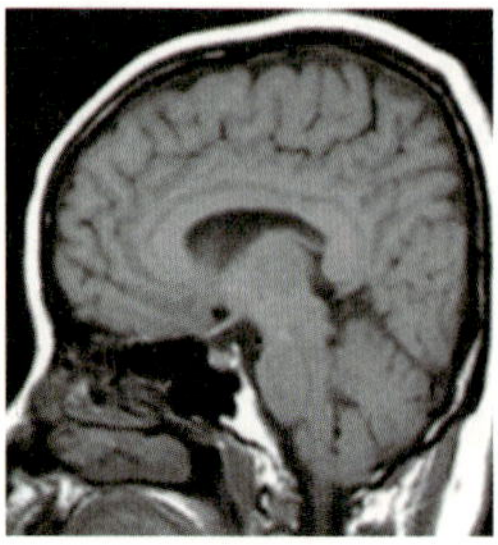

정상인의 뇌
(30대 중반, 남성)

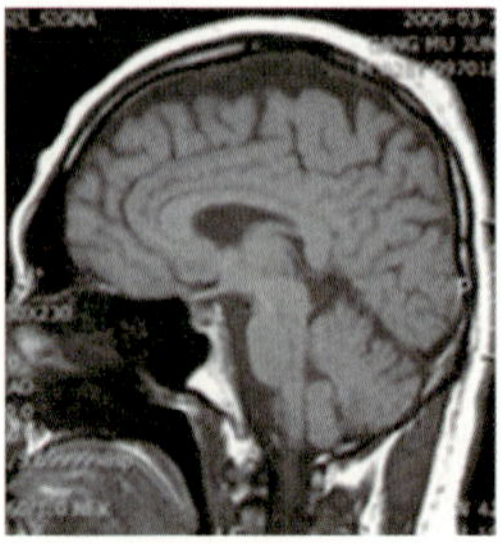

10년간 음주한 뇌
(28세, 남성)

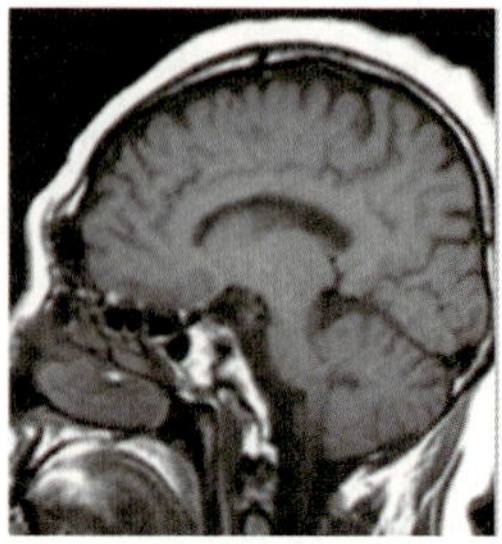

노화로 위축된 뇌
(65세, 남성)

정상인의 뇌, 10년간 음주한 뇌, 노화로 위축된 뇌의 비교

10년간 음주한 28세의 남성의 뇌는 65세의 노화가 진행된 뇌보다 위축이 더 심하게 진행되어 있다.

(출처: 고신대학교 의과대학 가정의학과 최종순 교수팀)

치매 증상

치매의 대표적인 증상으로 사물의 이름이나 최근에 본인이 한 일에 대하여 힌트를 주어도 기억해 내지 못하고, 특히 대화하는 가운데 상대방의 말뜻을 잘 알아듣지 못한다. 같은 말을 여러 번 반복해서 되묻고, 계산 능력이 급격하게 저하되다가 계산 능력을 상실하게 된다. 감정 조절을 못해 지나치게 화를 내며 난폭해지는데, 불안, 수면 장애, 망상 등의 증상도 나타난다. 또한, 냄새를 잘 맡지 못하고 (후각) 다른 사람의 말이 잘 들리지 않는 (청각) 증상을 나타낸다[2].

권장 음주량

위와 같은 이유로 음주를 할 때에는 '숙취를 해소하는 것'과 '권장 음주량'을 지키는 것이 무엇보다 중요하다. 여성의 경우, 남성에 비하여 알코올의 분해속도가 느리며, 같은 양의 알코올을 섭취하더라도 혈중 알코올의 농도가 남성보다 더 높아짐으로 더 큰 손상을 입게 된다. 성인의 경우, 한 시간 동안에 분해될 수 있는 알코올의 양은 12ml (약 10g) 정도인데, 4% 맥주 500ml에는 순 알코올 양이 20g이므로 분해 되는 데 2시간이 소요된다. 숙취가 해소되기도 전에 다음날 또 과음을 한다면, 우리 몸의 기관들이 얼마나 혹사를 당할 것인지를 한 번 상상해 봄 직하다. 1주일에 권장 음주량은 남성의 경우, 맥주 500ml 7잔, 여성의 경우 맥주 500ml 5잔 정도이다.

- 음주 시: 숙취해소와 권장음주량을 지키는 것이 매우 중요
- 알코올 분해 속도: 시간 당 12ml (약 10g) 정도의 알코올의 양
  예) 4% 맥주 500ml에는 순 알코올 양: 20g → 분해되는 데
  2시간이 소요됨

숙취해소에 좋은 소재 및 식품

숙취해소에 좋은 식품 및 소재로는 콩나물국, 북엇국, 해물탕, 칡즙, 녹차, 꿀물, 헛개나무 열매, 인삼 [1] 등이 있고, 최근에는 알코올 분해의 활성화를 돕는 '숙취해소 음료'가 많이 개발되어 상품으로 출시되고 있다. 수강생 중 한 학생이 음주한 다음날, 숙취해소를 위해서 얼큰한 짬뽕 국물이나 라면 국물, 갈비탕 등을 먹어왔다고 하는데, 해독과정이 일어나는 간을 보호하고, 알코올의 분해를 촉진시키는 성분이 함유되어 있는 식품을 섭취하는 것이 바람직하다고 할 수 있다.

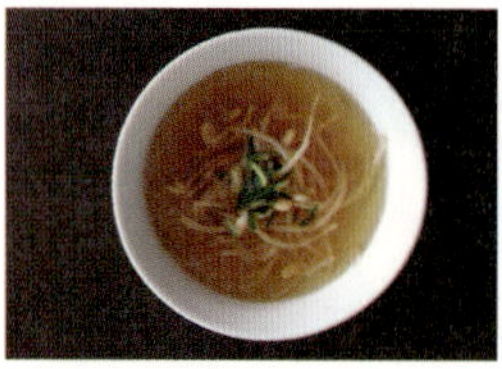

콩나물국

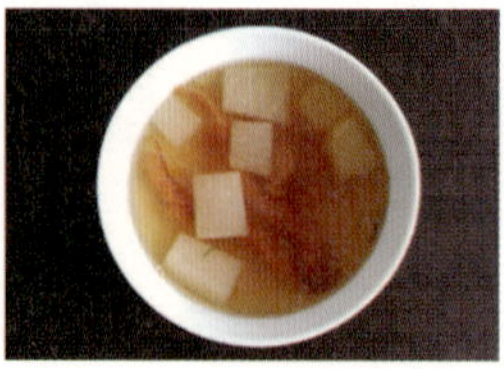

북엇국

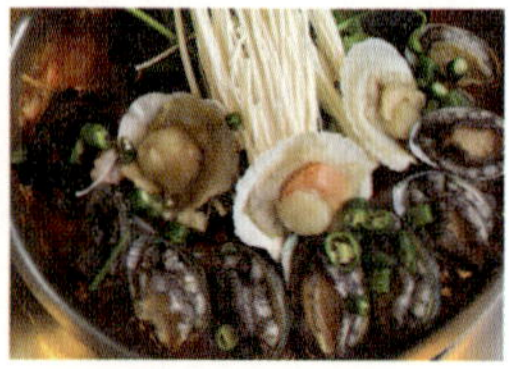

해물탕

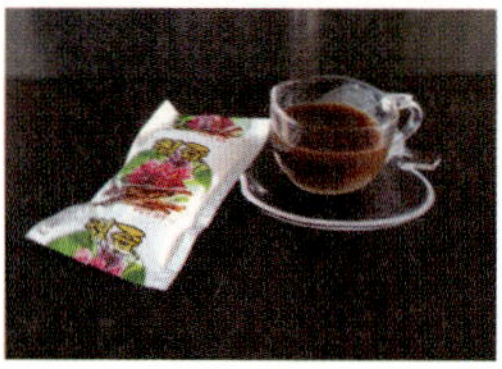

칡즙

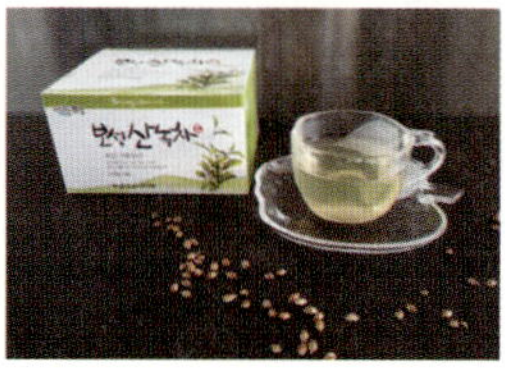

녹차

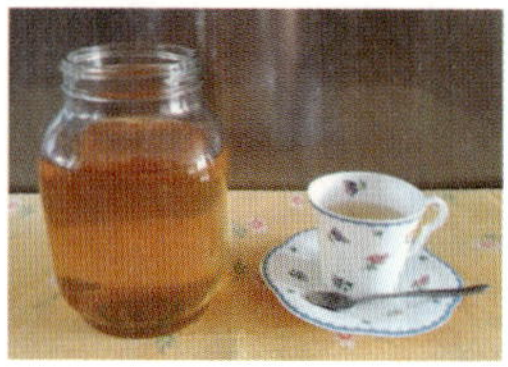

꿀물

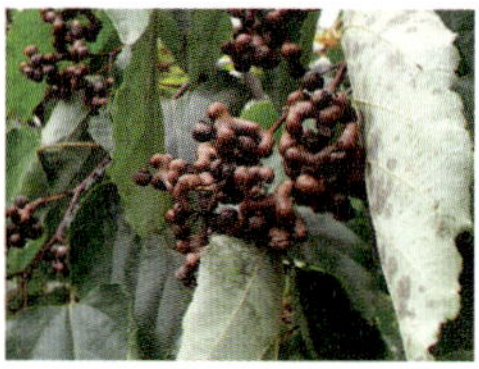

헛개나무 열매

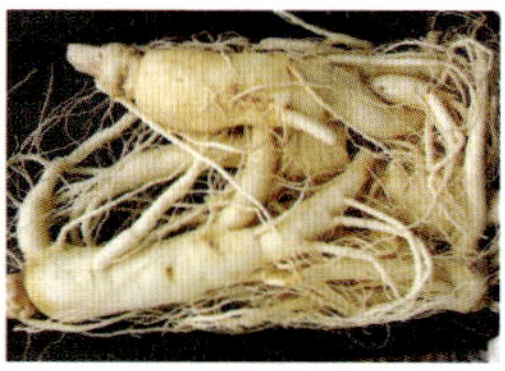

인삼

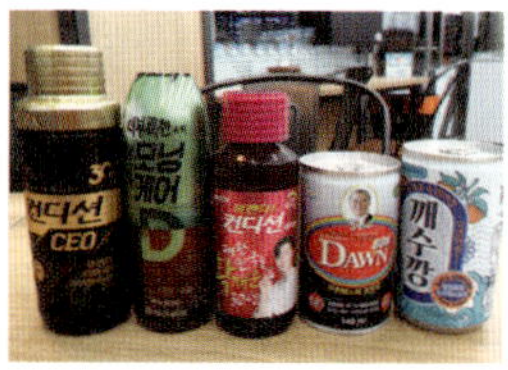

숙취해소음료

숙취해소에 좋은 소재 및 식품

숙취해소를 위해서 알코올의 분해를 촉진시키는 성분이 함유되어 있는 식품을 섭취하는 것이 바람직하다.

질병치료 가능한 술

우리나라는 6.25 사변 이후, 잿더미 속에서 먹을 것이 없어 배만 부르기를 원했던 시절을 지나 조금 더 경제적으로 살기가 나아지면서 70년대에는 영양가 있는 식품을 찾았으며, 1988년도 제24회 올림픽 대회가 우리나라에서 개최되면서 또 다른 문화가 생기기 시작하였다. 기업체의 대리급 사원들이 개인 승용차를 가지면서 쉬지 않고 일만 하던 우리 국민들은 휴가를 떠나게 되었고, 자신의 기호식품을 찾아다닐 만큼 우리나라는 경제적 급성장을 이루어 왔다. 지금은 웰빙 시대를 지나 힐링 시대를 맞이하면서 식품도 맛과 영양가보다는 질병치료에 초점을 맞추어 건강기능식품이 대세를 이루고 있는 추세이다. 술의 경우에도 질병치료가 가능한 술을 소개하고자 한다.

배 부르길 원함 → 영양가 있는 식품 → 기호식품 → 건강기능식품 (질병치료)

우리나라 고유의 술, 막걸리

막걸리는 우리나라의 가장 오래된 전통술로서 '막 걸러서 마셨다'고 막걸리라고 불려졌으며, 이는 효모가 곡류의 당분 성분을 섭취하여 자기 세포가 살아가기 위하여 에너지를 얻는 과정 중 생성되는 '분해부산물'이 바로 알코올이며 이 과정을 '알코올 발효'라고 한다. 또한 장내에 서식하는 유익한 유산균이 당으로부터 유기산을 생성하는 '유산균 발효'가 더불어 일어나는 것이다. 탁주, 농주, 제주, 국주, 가주 등 다양한 이름을 가지고 있으며, 알코올의 도수는 6~8% 정도이다[3].

당분 + 효모 → 알코올 + 탄산가스 + 에너지 (알코올 발효)

당분 —유산균 (비피더스, 바실러스)→ 유기산 (젖산) + 탄산가스 (유산균 발효)

• 막걸리: 알코올발효와 유산균 발효가 동시에 일어남

막걸리의 효능

항암 효과

막걸리에는 다른 술에 비해 영양소 (탄수화물, 단백질, 비타민 B, C, 필수아미노산, 식이 섬유 등)를 골고루 갖추고 있을 뿐만 아니라, 일반 요구르트의 100~120배에 해당하는 유산균 덩어리로 이루어져 있다. 유산균 발효의 대표적인 장점으로는 '항암효과'를 들 수 있는데, 유산균 (비피더스균)에 의해 생성되는 유기산 (젖산, 아세트산)은 장내 부패균의 성장을 억제하고, 부패균에 의해 대장에서 생성되는 대표적인 발암 물질인 니트로소아민 (Nitrosoamine) 등을 감소시키기 때문이다.

텔레비전의 한 다큐멘터리 프로그램에서 암환자를 진료하던 의사가 자신이 암에 걸려서 암을 극복하고 있는 사례가 다루어진 적이 있었다. 암환자를 치료하던 의사였기에 본인의 암 진행 상황이 얼마나 낙관적이지 않다는 사실을 잘 앎으로 주변 동료의사들의 항암치료의 권유를 뿌리치고, 공기가 맑은 숲에서 나무들이 내뿜는 피톤치드 (Phytoncide)가 그득한 산 생활을 하는 가운데 식이요법에 등장한 식품 2가지, 즉 '막걸리'와 '청국장'을 매 식사 때마다 잘 챙겨 먹었다고 인터뷰하는 장면을 본 적이 있다. 이와 같이 막걸리의 유산균에 의한 효능은 암을 예방하는 데 탁월한 효과를 나타낸다.

- 막걸리: 일반 요구르트의 100~120배에 해당하는 유산균 덩어리로 이루어져 있음
- 유기산의 역할: 장내 부패균의 성장 억제, 발암물질 (니트로소아민)을 감소시킴
- 피톤치드: 식물이 발산하는 살균 물질

변비치료 및 소화흡수 도움

또한, 유산균 발효에 의해 생성된 유기산들은 '장의 연동 운동'을 증가시킴으로 '변비 치료'에도 효과가 있으며, 유산균들이 부산물로 '소화효소'를 생성함으로 음식물의 소화 흡수를 돕는다. 즉, 정상적인 변은 중성이지만 산성변을 볼 경우, 소화기능이 떨어져 음식물이 장의 하부로 내려가 유산균에 의하여 소화되었음을 의미하며, 알칼리성 변을 볼 경우에는 암모니아를 생성하는 유해세균이 장내에 존재함을 의미하는 바이다[4].

- 정상적인 변: 중성
- 산성 변: 유산균에 의해 소화되었음을 의미 (소화 기능의 저하로 인함)
- 알칼리성 변: 장내에 유해세균이 존재함을 의미

비정상세포 증식 방지 및 콜레스테롤 생성 억제

그 외에도 면역세포 분열을 촉진시켜 비정상세포의 증식을 방지하며, 콜레스테롤 분해 효소를 생성하여 콜레스테롤 생성을 억제한다.

막걸리 한 잔(150g) 당 약 70kcal이며, 4~5잔이면 밥 한 공기(320kcal)에 해당되는 열량을 가지고 있기 때문에 과한 음주는 과체중이 될 수 있을 뿐만 아니라 막걸리도 술이기 때문에 잦은 음주는 '알코올중독'으로 이어질 수 있으므로 삼가야 한다. 하루에 막걸리 한 잔 정도 섭취하는 것은 유산균으로 인한 치료효과를 충분히 누릴 수 있으므로 올바른 음주 습관으로 우리들의 몸과 가정, 국가가 건강해지길 바라는 마음이다.

막걸리 1잔	막걸리 4잔	막걸리 5잔	밥 한 공기
70kcal	280kcal	350kcal	320kcal

• 막걸리: 열량이 높아서 과한 음주는 과체중뿐만 아니라 막걸리도 술이기 때문에 알코올 중독으로 이어질 수 있음

막걸리의 세계화

한국농수산식품유통공사에 따르면, 국내 막걸리 시장 규모는 점점 성장해 가는 중인데, 수출 현황은 막걸리의 효능과 한류 열풍으로 인하여 수출이 꾸준히 증가하다가 2010년 이후 가파르게 증가하면서 2011년을 정점으로 최대의 호황을 누렸지만, 현재는 대체로 감소 추세에 있다고 한다[34].

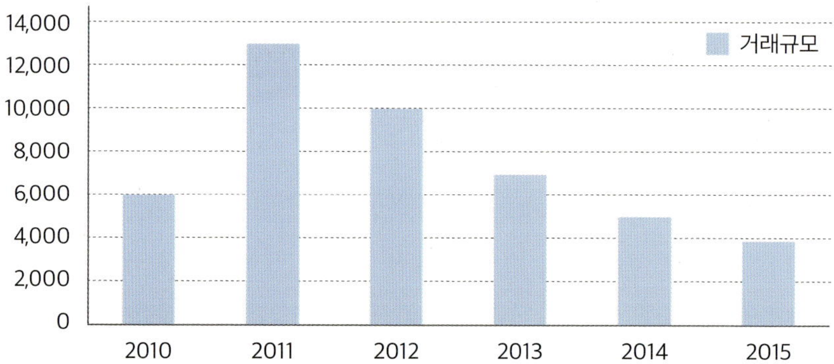

막걸리의 수출 현황

막걸리의 효능과 한류 열풍으로 인하여 수출이 꾸준히 증가하다가 2010년 이후 가파르게 증가하면서 2011년을 정점으로 최대의 호황을 누렸지만, 현재는 대체로 감소 추세에 있다.

(출처: 한국농수산식품유통공사, 저자편집 2021ⓒ오세연)

막걸리의 수출 회복과 세계화를 위해서 '막걸리 용기의 디자인 변화'를 통하여 고급화를 추구해야 할 뿐만 아니라 '외국인의 입맛'에 맞는 불고기, 감자, 치즈를 활용한 안주의 개발과 더불어 이미 세계적으로 각광을 받고 국제식품으로 자리매김을 한 김치를 활용한 김치찌개, 두부김치 등 이색적인 메뉴와 막걸리를 연관 지어 수출하는 방법도 도움이 되지 않을까 싶다. 또한 우리나라의 대표적인 곡류 또는 과일을 이용한 차별화된 막걸리를 꾸준히 연구 개발함으로써, 우리나라의 막걸리를 세계에 알릴 필요성을 느낀다.

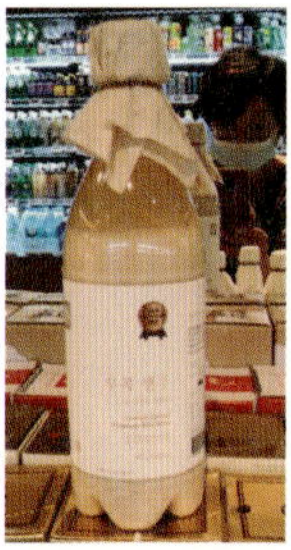

막걸리용기의 고급화

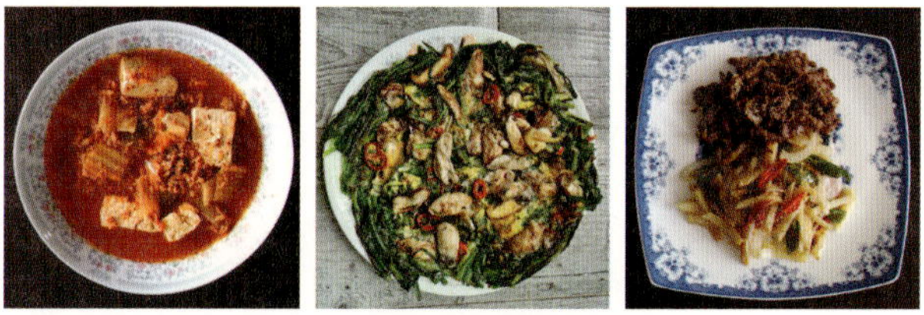

외국인의 입맛에 맞는 안주 개발

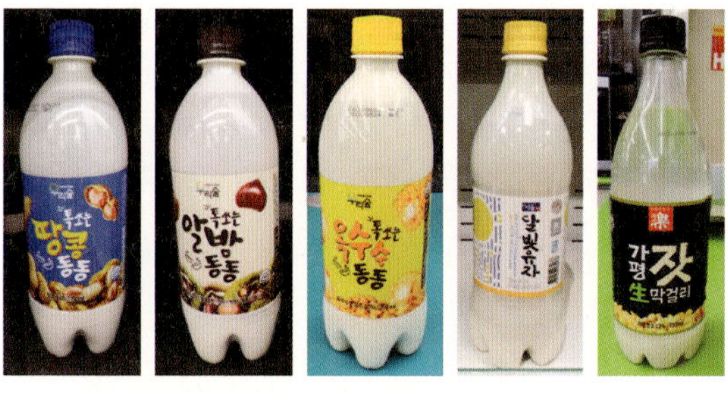

곡류, 과일을 이용한 차별화된 막걸리 개발

막걸리의 세계화를 위한 방안

막걸리 용기의 고급화, 외국인의 입맛에 맞는 안주 및 국제식품인 김치를 활용한 이색적인 메뉴 개발, 곡류, 과일을 이용한 차별화된 막걸리를 개발하여 세계에 알릴 필요가 있다.

2장

다이어트 (Diet)와 세로토닌 (Serotonin)

주변을 돌아보면, 남녀노소를 불문하고 다이어트를 하지 않는 사람이 없을 정도로 다이어트는 현대인들의 관심사임에 분명하다. 아침 강의 때, 아이스 아메리카노를 들고 들어오는 학생, 점심 때 과자로 식사를 대신하는 학생뿐만 아니라 면접을 위하여 단기간 체중을 감량하기 위하여 단식을 하는 학생 등 자신만의 다이어트법으로 체중을 관리하는 모습을 볼 수 있다. 수강생들에게 다이어트를 왜 하느냐는 질문을 던졌더니, '건강'과 '외모'를 위해서 한다는 답변이 1:1 비율로 나올 정도로 건장한 20대 청년임에도 불구하고 건강을 챙기는 학생들이 많다는 사실을 알 수 있었다.

2장에서는 수많은 다이어트법 중, 과연 체중 감량을 어떻게 하는 것이 부작용이 없으며, 심각하게 절제된 다이어트는 어떤 결과를 초래하는가에 대하여 살펴보도록 하자.

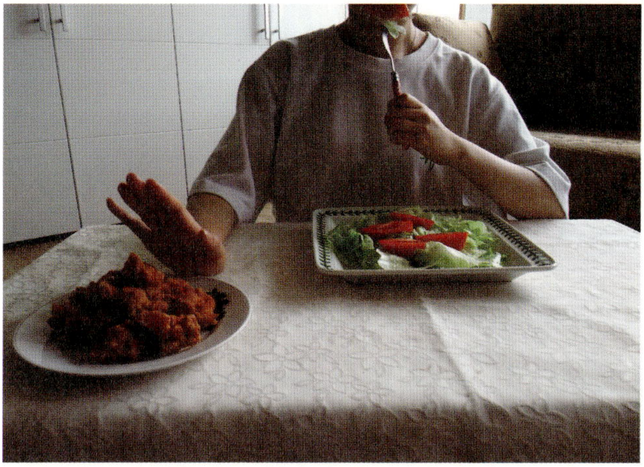

심각하게 제한된 다이어트의 한계

다이어트란?

다이어트 (diet)는 '미용'이나 '건강'을 위하여 살이 찌지 않도록 '먹는 것을 제한'하는 것을 말하는데, 건강을 유지하기 위해서 체내에 지방이 과잉 축적되지 않도록 '체중 조절의 필요성'이 절실할 뿐만 아니라 평생 다이어트를 해야 한다는 말이 과하지 않다.

- 다이어트: '미용'이나 '건강'을 위하여 살이 찌지 않도록 '먹는 것을 제한'
- 체중 관리: 평생 해야 함

과체중의 원인

과체중이란 섭취한 에너지보다 소비되는 에너지가 적을 때 (섭취한 에너지 > 소비되는 에너지), 과잉에너지가 축적되는 현상을 의미하는 것인데, 먼저 과체중의 원인이 될 수 있는 요인[1]에 대하여 살펴보자.

유전적 요인

첫째, 유전적인 요인으로서 '렙틴 단백질의 구조 변이'가 생겨 식욕억제 작용이 정상적으로 되지 않을 경우이며 둘째, 지방을 분해해서 에너지로 전환하는 데 관여하는 '아드레날린 수용체 (특히, 베타-3 수용체, 지방조직에 있음)의 유전자 이상'으로 소비 에너지 감소로 인해 과체중이 될 수가 있다. 부모 모두가 과체중이면 자녀의 70%~80%, 부모 중 한 명이 과체중이면 자녀의 40%~50%가 과체중이 나타날 수 있다는 결과가 말해 주듯이 과체중에는 유전이 관여되어 있음을 알 수 있다.

- 유전적 요인: 식욕억제 작용에 이상, 지방을 분해해서 에너지로 전환하는 데 이상이 생길 경우

스트레스

정신적인 불안감과 욕구 불만을 해소하기 위하여, 음식물 섭취량은 증가하고 반면 신체 활동이 줄어들면 에너지 불균형으로 과체중이 될 수 있다.

고칼로리 음식 섭취

경제 성장과 더불어 고칼로리의 피자, 치킨, 햄버거와 같은 다양한 가공식품 섭취가 원인이 될 수 있다.

운동 부족

교통 수단의 발달로 인하여 생활 가운데 운동이 부족하여 잉여 칼로리가 체내에 저장되고, 기초대사량이 감소함에 따라 지방 축적 작용을 촉진시키는 상태로 변환하기 때문이다. 영유아는 성인에 비하여 기초대사량이 높으며, 성인이 되어서는 매 10년마다 약 2%~3%씩 기초대사량이 감소하게 된다.

- 기초대사량: 심장 박동, 호흡, 체온 유지, 세포 내의 화학 반응, 신경계를 통한 신호전달과 같은 신체의 기초 활동을 유지하는 데 필요한 에너지
- 운동 부족 → 기초대사량 감소 → 지방 축적 작용 촉진시키는 상태로 변환

호르몬 요인

섭식과 만복감을 조절하는 중추의 장애로 말미암아 식욕 조절이 잘 되어지지 않고, 갑상선 호르몬 분비 기능 저하로 인하여 기초 대사량이 저하되고 또한, 갱년기를 겪고 있는 여성들이 "다이어트를 해도 살이 잘 빠지지 않아"라고 하는 얘기에서도 알 수 있듯이, 폐경 이후에는 '지방 분해 효소의 활성이 억제'되므로 과체중이 유발될 수 있다.

- 섭식과 만복감 조절하는 중추의 장애 → 식욕 조절이 잘 안됨
- 갑상선 호르몬 분비 기능 저하 → 기초대사량 저하 → 지방 축적 작용 촉진
- 갱년기 여성: 여성호르몬 감소 → 지방 분해 효소의 활성이 억제

열 발생이 원활하지 않을 경우

우리의 몸은 운동, 추위, 식이에 의한 열 발생을 통하여 과잉의 에너지를 제거하고자 하는 힘을 가지고 있다. 그런데 열 발생이 원활하지 않을 경우, 소모 에너지가 감소되어 과체중이 될 우려가 있다.

식사의 형태에 따라

당질 음식뿐만 아니라 당질 음식과 지방이 든 음식과 함께 섭취할 때, 저녁식사를 늦은 시각에 몰아서 한꺼번에 많은 양을 먹을 경우, 밤참을 하는 습관 등은 과체중을 초래할 수 있다.

한 끼 식사만 하는 경우에는 음식이 언제 들어올지 모르니, 우리의 몸이 먼저 알고 지방으로 축적하려는 경향 때문에 '지방 생성 효소'의 활성이 증가함으로 살이 찌게 된다. 간단한 예로 아침 식사는 두뇌 활동을 하는 데 필요한 에너지를 공급할 뿐만 아니라 음식물을 먹으면 장의 운동이 활발해지면서 대변을 보게 되는데, 아침 식사를 거를 경우에 변비와 집중력이 떨어지는 어려움을 겪을 수 있고, 위에서 언급한 대로 오히려 지방 생성효소의 활성이 증가함으로써 과체중이 될 수 있는 것이다.

또한, 식사속도가 빠르거나 잘 씹지 않을 경우에는, 식사량이 이미 충분하였음에도 불구하고 소화흡수 속도가 느리고 혈당 상승 속도가 더디므로 섭식 중추의 계속적인 자극으로 과식을 초래하여 과체중이 되기가 쉽다.

- 단 음식 + 기름진 음식
- 저녁식사를 늦은 시각에 몰아서 한꺼번에 많은 양을 먹을 경우
- 밤참 하는 습관
- 한 끼 식사만 하는 경우 → 지방 생성 효소의 활성이 증가
- 식사 속도가 빠른 경우

유년기 비만, 성인 비만

지방이 분포하는 부위에 따라 하반신 비만, 상반신 비만으로 분류하는데, 상반신 비만을 복부 비만이라 하며, 내장에 지방이 과다하여 성인병 발병에 밀접한 관계가 있다.

유년기에 많이 발생하는 '지방 세포 수의 증가'는 2세 이하, 5세~7세, 사춘기 때에 많이 나타나며, 한번 증가한 세포 수는 줄지 않기 때문에 체중감량에 성공을 하였어도 지방이 들어올 수 있는 허용량이 크므로 비만이 재발되기가 쉬우며, 성인 비만으로 진행 가능성이 높다. 그렇기 때문에 영유아 시기에 우유와 이유식을 잘 먹는다고 하여 과하게 주는 것은 과체중의 큰 원인이 될 수 있으므로 주의해야 한다.

또한, '세포의 크기가 커지는 비만'은 사춘기 이후, 성인이 된 후에 많이 발생하는데 임산부가 출산 후 비만으로 이어질 가능성이 높은 경우가 이에 해당이 된다[1].

- 상반신 비만: 복부 비만 (성인병 발병과 밀접한 관계)
- 유년기 비만: 지방 세포 수의 증가 → 비만 재발 쉽고, 성인 비만으로 진행 가능성 높음
- 성인 비만: 세포의 크기가 커짐

과체중으로 초래되는 질병

모든 성인병을 유발시키는 촉진제인 '과체중'은 암, 당뇨, 수면 무호흡증, 요통, 특히 고지혈증, 동맥경화증뿐만 아니라 더 나아가서 심근경색, 협심증, 뇌졸중 (뇌경색, 뇌출혈)과 같은 심·뇌혈관 질환을 일으킨다. 또한, 여성의 경우 복부 비만은 월경 이상, 불임 등 생식계에 이상을 가져올 수 있다[1].

최근에는 성인병을 '생활 습관병'이라고 부르는데, 이는 좋지 않은 생활 습관과 식습관이 원인이 되어 즉, 기름진 음식과 술과 담배와 더불어 늦은 시각에 야식을 하거나 몰아서 식사하는 습관을 지니게 되면, 나이에 상관없이 찾아 올 수 있는 질환이라는 뜻을 내포하고 있다.

- 고지혈증: 혈액 내에 지방성분이 정상보다 많은 상태
- 동맥경화증: 콜레스테롤과 같은 지질이 혈관에 들러붙고, 쌓이면서 동맥이 좁아지고, 탄성을 잃게 되는 질환
- 심근경색: 혈전이 심장 혈관을 막아서 심장 근육의 일부가 괴사되는 질환
- 협심증: 혈관 내의 혈액의 흐름이 원활하지 않아서 가슴의 통증이 생기는 질환
- 뇌졸중: 뇌혈관에 순환 장애가 일어나서 의식이 없어지고 신체가 마비되는 질환
  - 뇌경색: 뇌혈관이 혈전으로 막히는 질환
  - 뇌출혈: 뇌의 혈관이 터지는 질환
- 생활습관병: 질병의 발생과 진행에 식습관, 생활습관, 흡연, 음주 등의 영향으로 생기는 질환이며, 고혈압, 당뇨, 고지혈증, 동맥경화증, 협심증, 심근경색증, 뇌졸중, 악성종양, 만성폐쇄성 폐질환 등이 해당됨

체중 조절을 위한 노력

운동 요법

체중 조절을 위해서는 기초대사량을 증가시키는 '운동 요법'이 반드시 필요하다. 다음 표에서는 일반적인 신체활동에서 시간당 소비되는 열량을 나타내었다. 적당한 신체활동에 해당되는 걷기, 춤추기, 하이킹은 280~370kcal의 에너지를 소비하며, 격렬한 활동인 농구(격렬하게), 빠르게 걷기, 수영, 조깅의 경우, 440~590kcal의 에너지를 소비하게 된다[5].

일반적인 신체활동에서 시간당 소비되는 열량

적당한 신체활동		격렬한 신체활동	
종목	소비 열량(kcal)	종목	소비 열량(kcal)
하이킹	370	뛰기,조깅 (5mph)	590
정원 손질, 잡초 뽑기	330	자전거타기 (>10mph)	590
춤추기	330	수영 (자유형)	510
골프 (걷고 골프채 들기)	330	에어로빅	480
자전거타기(<10mph)	290	걷기 (4.5mph)	460
걷기 (3.5mph)	280	힘든 작업 (장작패기)	440
역도(가벼운 운동)	220	역도 (강도 높은 운동)	440
스트레칭	180	농구 (격렬하게)	440

체중이 70kg인 성인을 기준으로 시간당 소비되는 열량인데, 이보다 몸무게가 높은 사람에게는 더 많게, 더 적은 체중의 사람에게는 적게 효과가 나타난다.

(출처: 미국인을 위한 식사 지침서, 2005), www.healthierus.gov/dietaryguideline)

운동을 싫어하는 사람에게는 운동을 해야 한다는 것은 굉장한 스트레스이다. 필자 역시도 운동을 과제 하듯이, 헬스장을 끊어 두고 날마다 스트레스를 받았던 적이 있었다. '승용차는 운구차'라고 누군가가 유머러스하게 한 얘기가 의미심장하게 느껴진다. 운동을 싫어하는 사람에게는 시간을 내어서 운동을 하기란 쉽지 않은 일이니, 대중교통을 이용하고 도착 지점보다 한 코스 일찍 내려서 빠른 걸음으로 걷는 것도, 엘리베이터를 이용하기보다는 계단으로 이동하는 등의 꾸준한 '생활 속에서의 작은 노력'이 장기적으로 무리 없이 체중 조절함에 상당히 도움이 될 수가 있다.

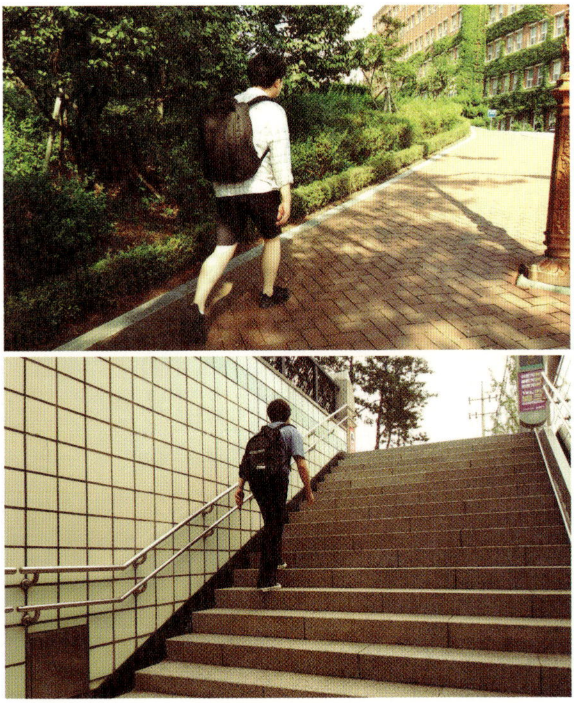

생활 속 운동

대중교통 이용, 도착 지점보다 한 코스 일찍 내려서 빠르게 걷기, 계단으로 이동하는 등의 꾸준한 생활 속 운동이 장기적으로 무리 없이 체중 조절함에 상당히 도움이 될 수가 있다.

필자는 운동을 그다지 즐겨 하지 않기에 평소에 대중교통을 잘 이용하며, 구두 대신 운동화를 신고 빠른 걸음으로 잘 걸어 다니는 편이다. 몇 개월 전, 건강 검진 결과에서 상체에 비해 하체의 근력이 상당히 잘 발달이 되어 균형이 잡혀 있다는 결과지를 받고 보니, 이와 같이 생활 속에서의 걷는 습관을 간과할 수 없음을 알 수 있다.

식이요법

체중 감량에 성공하기 위해서는 위에서 제시한 '운동 요법'과 더불어 '식이요법'을 적절히 병행해야 한다.

식이섬유 (dietary fiber)

식이섬유는 채소, 과일, 해조류, 버섯 등에 많이 들어 있는 섬유질(셀룰로스)로 알려진 성분이다. 사람에게는 식이섬유를 분해할 소화 효소가 없기 때문에, 소화·흡수가 되지 않으므로 영양 측면에서도 도움이 되지 않을 뿐만 아니라 열량도 제공하지 않는다. 또한, 수분 보유 능력이 뛰어나 포만감을 주기 때문에 체중 조절에 좋은 식품이다. 소화가 되지 않은 상태로 대장으로 내려 보내지므로 변의 양이 많아지고, 그것이 장벽을 자극하여 장의 연동 운동을 촉진시킴으로 변비, 대장암을 예방하는 역할을 한다. 또한, 콜레스테롤의 흡수를 막아주므로 성인병을 예방할 수 있다는 장점을 가지고 있다.

- 식이섬유: 사람에게는 식이섬유를 분해할 소화 효소가 없음 → 소화·흡수가 되지 않음 → 열량도 제공하지 않음 → 체중 조절에 좋은 식품

식이섬유 함유 식품

해조류인 미역, 다시마에는 수용성 식이섬유인 미끈미끈한 알긴산(alginic acid)이 많이 들어 있는데, 버섯과 마찬가지로 열량도 낮고 포

만감을 주므로 체중조절에 도움이 된다.

양파의 경우, 고섬유질이며 열량도 낮고 콜레스테롤의 농도를 낮추어 고지혈증, 심혈관질환 예방, 치료에 도움이 된다.

수용성 식이섬유인 펙틴(pectin)은 사과, 감귤에 많이 들어 있는데, 위와 장은 서로 '반사작용'이 있어서 음식물을 먹으면 장의 운동이 활발해진다. 그러므로 대변을 보는 습관은 '아침 식후'에 하는 것이 좋으므로, 사과를 아침에 먹는 것이 좋다고 하는 것은 바로 이러한 이유 때문이다[35].

키틴은 물에 녹지 않는 불용성 섬유질로서 새우, 게 등 갑각류의 껍질에 존재하며, 지질의 흡수를 제한하는 장점도 있지만 탄수화물, 단백질 등의 영양분과 결합하여 영양분의 흡수를 방해함으로써 영양 장애가 생길 수도 있고, 우리 몸에 꼭 있어야 하는 칼슘, 마그네슘, 아연 등의 필수금속과 결합하여 배설이 촉진되기 때문에 과량 섭취는 금해야 할 것이다. 그 밖에 밀, 보리, 귀리, 콩과류에도 다량의 식이섬유가 함유되어 있다[1].

- 해조류 (미역, 다시마) : 수용성 식이섬유 알긴산 함유, 포만감
- 버섯: 섬유질 다량 함유, 포만감
- 양파: 고섬유질, 콜레스테롤 농도를 낮춤
- 사과, 감귤: 수용성 식이섬유인 펙틴 함유, 배변 용이
- 새우,게: 불용성 섬유질 키틴 함유, 지질의 흡수 제한
  (단점) 영양분과 필수금속 흡수 방해
- 그 밖에 밀, 보리, 귀리, 콩과류에도 다량의 식이섬유가 함유

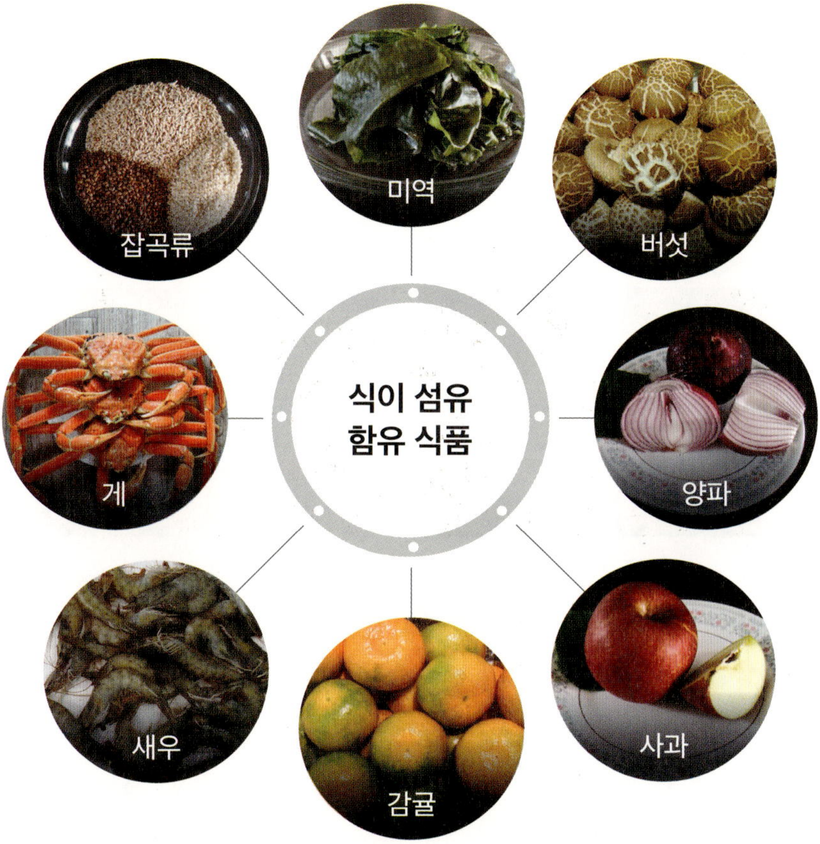
식이 섬유
함유 식품
미역
잡곡류
버섯
게
양파
새우
감귤
사과

기타 식품

녹차 속에 들어 있는 폴리페놀 (polyphenol)인 카테킨 (catechin) 성분이 '지방 분해' 작용이 있다는 연구 결과[6]와 더불어 향신료 중 가장 많이 사용이 되고 있는 고추의 매운맛 성분인 '캡사이신 (capsaicin)'이 타액 및 위액 분비를 촉진해서 식욕 증진 효과도 있지만, 에너지 대사를 촉진시켜 '열 생산'을 증가시킴으로써 체지방을 감소시킨다고 보고되고 있다[6]. 체중 감량을 위한 노력은 지속적으로 이루어져야 하는데, 만약 고추를 이용한다면 매운맛 성분이 위에 자극적일 수밖에 없으니 권장할 만한 방법은 아니다.

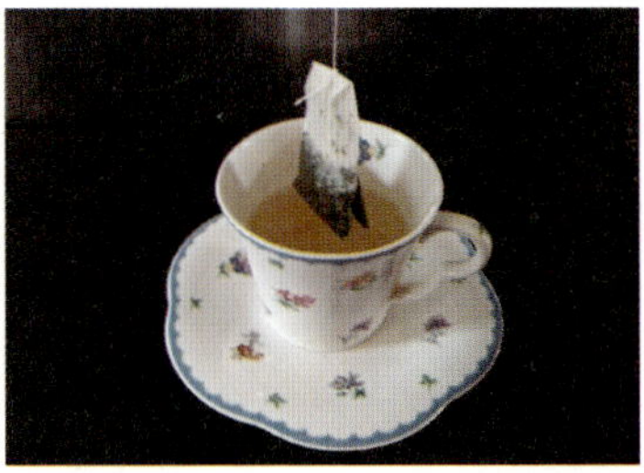

녹차

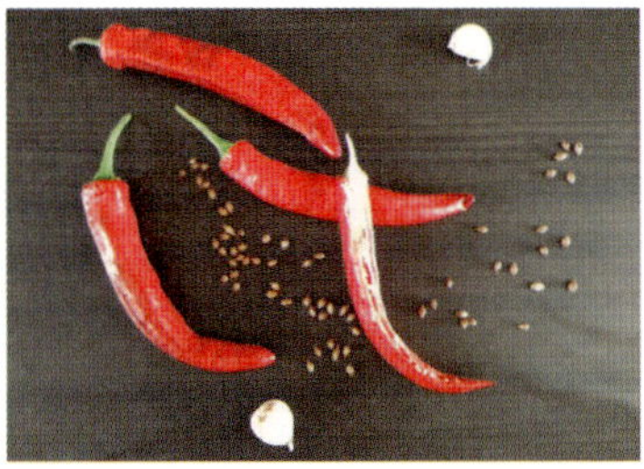

고추

체중 조절에 효과적인 기타 식품

녹차 속의 폴리페놀인 카테킨 성분이 '지방 분해' 작용이 있으며, 고추의 매운맛 성분인 캡사이신이 에너지 대사를 촉진시켜 '열 생산'을 증가시키므로 체지방을 감소시킨다.

다음 표는 일반적으로 생활 가운데 섭취하는 식품의 열량을 100g당 kcal로 나타내었다[5]. 조리한 양배추, 조리한 순무, 양상추, 생토마토는 20kcal~25kcal로 가장 낮았으며, 육류의 경우, 구운 쇠고기 (183kcal), 구운 돼지고기 (171kcal), 구운 통닭 (136kcal)은 생선인 생대구 (78kcal), 생굴 (66kcal)보다 2.5배~3배 정도 높은 열량을 지니고 있다.

조리한 쌀의 경우 119kcal를 나타내지만, 밀가루의 경우 상당히 높은 칼로리 (361kcal)를 나타내며, 체다치즈 (398kcal)는 의외로 지방을 많이 함유한 식품으로서 아이스크림 (207kcal)보다 더 높은 열량을 가지고 있다.

견과류의 경우, 정제된 돼지기름 (902kcal)을 제외하고 아몬드 (598kcal), 호두 (651kcal)가 가장 높은 칼로리를 지니고 있음에도 불구하고 불포화지방산을 다량 함유하고 있어서 콜레스테롤의 수치를 낮추므로 혈관 건강에 이로우며, 특히, 호두는 뇌 기능 개선과 치매 예방에 좋은 식품이다. 하루 권장량은 30g 정도이며, 미국 심장학회 발표에 따르면 1주일에 5회 이상 견과류를 섭취할 경우, 협심증 발병률이 반으로 줄어들었다고 보고하였다[38]. 과일은 대체로 37kcal~85kcal 범주 안에 있는데, 그중 바나나 (85kcal)가 가장 높은 칼로리를 나타내었다.

일반적으로 생활 가운데 섭취하는 식품의 열량

식품	kcal/100g	식품	kcal/100g
야채		곡류와 곡류제품	
양상추, Boston	25	조리한 쌀	119
생 토마토	22	통밀빵	243
생 당근	42	흰빵	269
조리한 양배추	20	밀가루	361
조리한 순무	23	유제품과 달걀	
조리한 감자	93	우유	65
조리한 옥수수 알	91	아이스크림	207
조리한 완두콩	71	체다치즈	398
조리한 콩	118	달걀	163

육류 및 생선		과일 및 견과류	
구운 쇠고기	183	사과	58
구운 돼지고기	171	오렌지	49
정제된 돼지기름	902	바나나	85
구운 통닭	136	블루베리	62
생대구	78	딸기	37
구운 연어	182	아몬드	598
생굴	66	호두	651

(출처: Melvin D. Joesten, Mary E. Castellion, John C. Hogg 저, 화학교재연구회 옮김, 생활속에 숨겨진 화학의 이해, 제4판, 사이플러스, 2008/ 저자편집 2021© 오세연)

다이어트와 세로토닌

지금까지 체중 조절을 하기 위한 노력으로 '운동'과 '식이요법'이 적절히 병행되어야 한다고 위에서 언급하였다. 그런데 많은 사람들은 체중 감량을 위한 다이어트를 할 때, 먼저 고기 요리를 제한하고 야채 샐러드, 과일과 채소로 만든 해독 주스, 여러 종류의 곡류 (현미, 찹쌀, 검정콩, 들깨 등)로 이루어진 선식 (미숫가루)을 주식으로 먹으면서 체중 감량을 위한 노력을 하는데 야채, 과일, 선식 위주의 '제한된 다이어트'가 인성에 어떠한 영향을 미치는지 살펴보도록 하자.

세로토닌 (serotonin)

세로토닌은 신경전달물질로서, 필수 아미노산인 트립토판 (tryptophane)이 뇌 안에 들어와 대사과정을 거치면서 만들어진다. 트립토판은 체내에서 합성되지 않기 때문에 우리가 육류, 유제품 (우유)과 같은 동물성 단백질을 섭취했을 때, 소화·분해되어 얻을 수 있는 아미노산이다.

동물성 단백질 (육류, 우유 등) —소화→ 트립토판 (필수 아미노산) —대사→ 세로토닌 (뇌에서 만들어짐)

• 세로토닌: 동물성 단백질의 섭취를 통하여 뇌에서 만들어지는 신경전달물질

세로토닌이 인성에 미치는 영향

뇌 안에 세로토닌의 양이 증가하면 정서적으로 안정감을 느끼며, 충실감, 자신감, 행복감, 만복감뿐만 아니라 정신적으로도 활성화가 이루어지지만, 세로토닌의 농도가 감소할 때에는 불안감, 불면증, 공복감이 나타나며, 심할 경우에는 폭력적인 성향과 자살의 충동까지도 느끼게 된다[6]. 우리가 외식을 할 때에도 야채와 나물이 들어 있는 비빔밥보다는 기름진 돼지갈비를 먹었을 때가 훨씬 더 포만감과 만족감을 느끼는 것을 통해서도 실감할 수 있다.

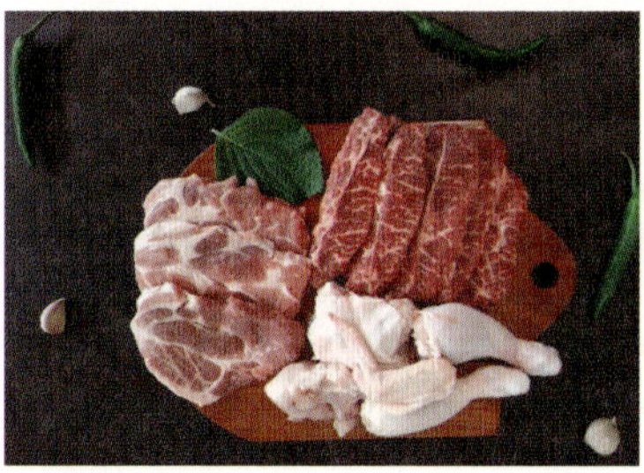

육류

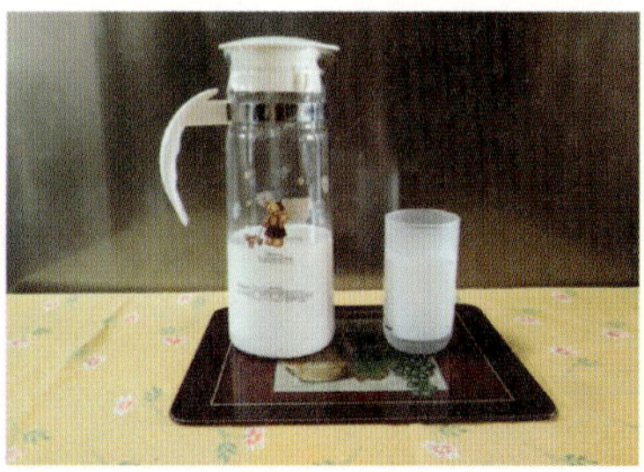

우유

육류 및 우유에 함유된 동물성 단백질과 세로토닌의 역할

동물성 단백질의 섭취로 인해 뇌에서 만들어진 세로토닌은 정서적으로 안정감, 충실감, 자신감을 갖게 하는데, 세로토닌 감소 시, 정서적으로 불안정, 심할 경우에는 폭력적인 성향이 나타날 수 있다.

물론, 육류를 섭취하면 육류에 함유되어 있는 지방으로 말미암아 혈전이 생성되는 경로도 만들어지지만, 또 다른 경로로 만들어지는 '아난다마이드 (anandamide)'는 행복 물질로서 우리에게 만족감을 줄 뿐 아니라 더욱 자신감이 넘치도록 하는 역할을 한다[6].

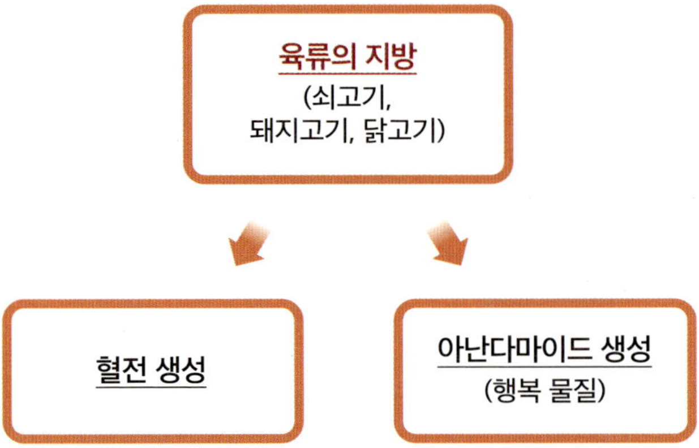

- 육류의 지방: 혈전을 생성하기도 하지만, '아난다마이드'라는 행복물질도 만들어 냄
- 아난다마이드: 오메가-6 지방산에서 유래된 지방산 신경전달물질, 이름은 즐거움, 기쁨, 행복의 뜻

제한된 다이어트의 한계

결론적으로, 샐러드, 해독 주스, 선식 위주의 식단이나 탄수화물은 줄이고 고지방식 위주의 황제다이어트와 같이 '식단을 제한'하는 다이어트, 하루 한 끼만 먹는, '먹는 횟수의 제한'을 두는 1일1식 다이어트, 정해 둔 시간대에만 금식을 하는 간헐적 단식, 즉 예를 들어 오후 6시~다음 날 오전 10시까지 금식을 하는 시간대로 정하였으면, 다른 시간대에는 자유롭게 먹을 수 있는 다이어트법이지만 이 역시 '먹을 수 있는 시간대의 제한'으로 인하여 스트레스를 받게 되므로 오히려 폭식으로 이어질 가능성이 높으며 변비는 물론, 병을 이길 수 있는 면역력이 떨어지면서 질병에 노출되기가 쉽다.

그러므로, 너무 절제·제한된 다이어트법이 체중 감량을 위해서 얼마나 꾸준하게 이행되어질까 하는 의문이 생긴다. 왜냐하면 체중 조절은 평생토록 지속적으로 하는 것이 매우 중요하기 때문이다.

- 식단의 제한, 먹는 횟수의 제한, 먹을 수 있는 시간대의 제한 → 스트레스 받음 → 폭식으로 이어짐 → 변비 및 면역력 떨어짐 → 질병에 노출
- 황제 다이어트: 고지방, 저당질 위주의 다이어트법
  두뇌의 활동을 위해서는 에너지원으로서 탄수화물이 필요한데, 탄수화물의 공급이 부족하면 체내의 지방을 케톤체로 분해해서 열량을 얻게 되므로 일시적인 감량효과가 있을 수는 있으나, 산성의 케톤체의 생성으로 인하여 뇌 기능 저하, 체액이 산성화로 인하여 혼수상태가 될 수 있으므로 바람직하지 않음

<바람직한 체중 감량법>

1) 기름진 음식과 술, 담배 등으로 늦은 시각에 야식을 하거나 몰아서 식사하는 습관을 갖지 않는다.
2) 아침 식사를 거를 경우, 지방 생성 효소의 활성이 증가하여 과체중이 될 수 있다.
3) 점심은 대충 때우기 식이 아니라 영양가가 골고루 든 식단으로 잘 챙겨 먹는다.
4) 이른 저녁을 먹는다.
5) '생활 속 운동'과 더불어 '식이요법'을 적절히 잘 병행한다.
6) 음식물을 많이 씹도록 하며, 빠른 속도로 식사하지 않는다.
7) 육류를 배제한 너무 과일, 야채 위주의 식단으로 식사하지 않는다. (적절하게 육류를 섭취해야 한다.)
8) 탄수화물은 줄이고 고지방식 위주의 식단으로 식사하지 않는다.
9) 적은 양으로 자주 먹는 것이 좋다.
10) '제한된 다이어트' → 스트레스로 인하여 폭식으로 이어질 수 있음 → 변비는 물론, 면역력이 떨어지면서 → 질병에 노출 되기가 쉬움

3장

수면 (Sleep)과 멜라토닌 (Melatonin)

현대인들은 성인은 물론이고 어린이로부터 대학생에 이르기까지 학업과 진로에 대한 고민과 스트레스로 말미암아 잠을 잘 자지 못하는 것 같다. 정신건강의학과에 의외로 많은 학생들이 내원하여 상담을 하고 가는 모습을 본 적이 있는데 더구나, 스마트폰으로 할 수 있는 일들이 다양해지면서 새벽녘까지 스마트폰을 들여다보다 보면, 잠이 확 달아나 심지어 아침에 잠이 들어 강의 시각을 놓치는 학생들도 허다하다.

3장에서는 수면의 역할과 멜라토닌이 무엇이며, 멜라토닌이 수면에 끼치는 영향을 사례 중심으로 살펴보고자 한다.

수면이 인체에 미치는 영향

수면이란 생명체가 규칙적이고 반복적으로 되풀이되는 의식상실과 유사한 상태로, 외관으로는 주위의 자극에 반응하지 않게 되지만, 언제나 각성할 수 있는 상태를 말한다. 잠을 자는 동안, 중추신경계의 항상성이 회복되며, 체온 조절과 에너지가 저장되어지고, 부적절한 기억들이 제거되는 등 기본적인 휴식시간으로서 '체력축적'과 '에너지 보충'하는 시간이라고 말할 수 있다[1].

- 항상성: 생명을 유지하기 위하여 외부 환경과 생물체 내의 변화에 대응하여 순간순간 체온과 같은 체내의 환경을 일정하게 유지하려는 현상

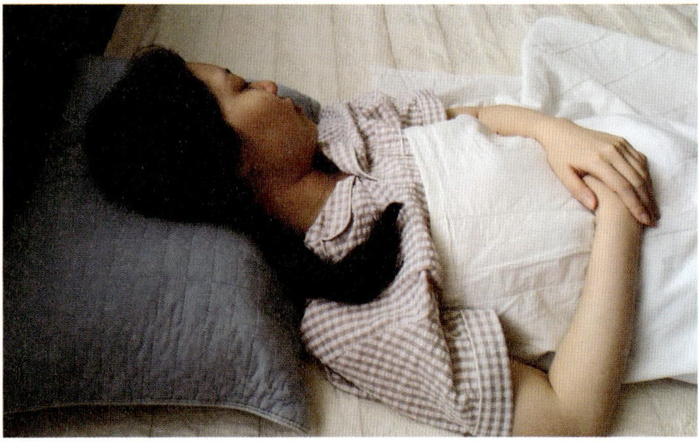

수면의 역할

수면은 체내의 환경을 일정하게 유지하려는 항상성 회복, 체온 조절, 에너지 저장, 부적절한 기억들이 제거되는 휴식시간이라고 말 할 수 있다.

불면증 (Insomnia)

불면증은 규칙적으로 잠을 자지 못하는 증세로서 불면증의 원인으로는 우울증이나 불안증과 같은 정신적인 질환이 동반되거나 신체적인 질병이 원인이 될 수 있으며, 일상에서 오는 스트레스나 환경의 변화, 노화가 원인이 될 수 있다[1].

- 불면증의 원인: 스트레스, 우울증, 불안증, 신체적인 질병, 환경의 변화, 노화

불면증의 양상

불면증은 먼저 잠이 들기가 어려운 형태로 나타나는데, 정신적인 긴장, 걱정, 불안하거나 잠드는 것에 대한 공포가 있을 때, 여행을 가서 낯선 곳에서 잠을 잔다거나 입원한 환경이 시끄럽다든지 술이나 커피의 영향으로 또는 수술 후 신체적으로 고통이 있는 경우, 야근 근무로 인한 수면 시간대의 변화, 해외 여행으로 인한 시차 적응이 안 될 때 등의 이유로 잠이 들기가 어렵게 된다. 또한, 일단 잠은 들지만 자주 깨거나 중간에 깨서 다시 잠들기 어려운 경우도 불면증의 한 현상으로 나타난다.

스트레스로 인하여 동반되는 불면증은 우울증과 불안증을 수반하는데, 일반인들이 잘못 알고 있는 것은 술은 잠을 쉽게 들게는 하지만 수면의 질을 떨어뜨려 자주 깨게 만든다. 술 마신 다음날, 마음이 불안정하고 짜증이 나는 이유도 얕은 수면의 영향도 있기 때문이다. 특히, 알코올 중독이 되면, 만성 불면증에 시달리게 되고 그 불면증을 없애려고 또 술을 마시는 악순환이 반복된다.

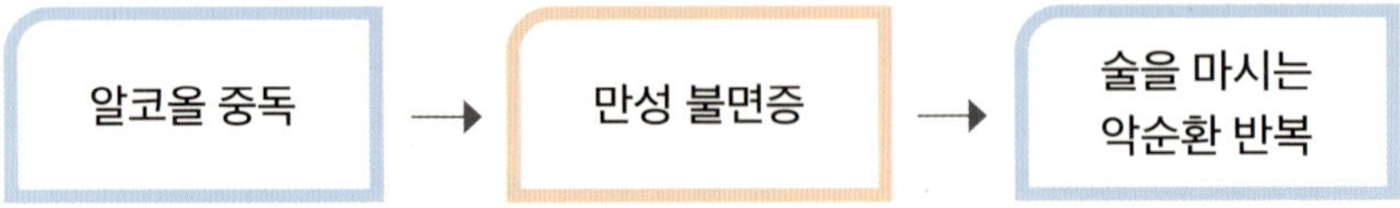

불면증 치료법

정확한 원인 규명 필요

불면증을 치료하기 위해서는 정확한 원인을 규명하는 것이 무엇보다 중요하다. 왜냐하면 우울증이나 불안증과 같은 정신질환을 치료하면 불면증의 증세가 호전되기 때문이다[1].

수면 환경 개선

잠을 잘 못 잤다고 하여 잠자리에 오래 누워 있을수록, 수면의 깊이가 얕아지기 때문에 잠자리에 눕는 것은 잠 잘 때만 눕도록 하며, 몇 시에 자든지 규칙적으로 일정한 시각에 일어나야 한다. 침실의 온도(23°C~24°C)와 습도 (50%~60%)가 적절하게 유지되게 하며, 자기 전에 지나친 운동은 삼가야 한다. 물론, 카페인 함유 음료, 알코올, 담배도 피해야 하며, 취침 전에 따뜻한 물로 샤워하는 것 또한 수면에 상당히 도움이 된다[1].

질 좋은 수면과 건강을 위하여 베개의 선택도 무엇보다 중요하다. 바로 누웠을 때, 몸과 목의 각도가 15도 정도 되는 베개 높이와 머리가 베개를 파고 들지 않을 정도로 단단하며 평평한 구조인 베개가 가장 좋으며, 베개의 높이 조절로 불면증, 수면무호흡증과 같은 증상이 호전될 수 있다[7].

- 수면환경개선: 규칙적인 기상, 침실의 적정 온도와 습도 유지, 자기 전에 지

나친 운동 삼가, 카페인 함유 음료, 알코올, 담배도 피해야 함, 취침 전 따뜻한 물로 샤워, 베개의 선택 중요

텔레비전 드라마에서 많이 연출되는 장면 중 하나, 잠 못 들어 뒤척이는 아내에게 따뜻한 우유 한 잔을 건네 주는 장면을 많이 보았을 것이다. 가벼운 우유 한 잔이 수면에 어떻게 도움이 되는지에 대하여 한번 살펴보도록 하자.

수면과 멜라토닌

멜라토닌

멜라토닌은 하루 중 낮과 밤이나 계절에 따른 '일조시간의 변화' 등을 감지하여 생체리듬에 관여하는 호르몬이다[1].

- 멜라토닌: 일조량의 변화를 감지하여 생체리듬에 관여하는 호르몬

멜라토닌의 역할: 수면 유발

멜라토닌은 2장에서 언급했던 세로토닌으로부터 만들어지는데, 멜라토닌의 분비는 밤이 되면 증가하고 아침이 되면, 멜라토닌의 양이 감소하게 된다. 즉, 우리가 낮 동안 활동을 하다가 밤이 되었을 때 졸리는 이유는, 일조량이 줄어들면서 이미 생성되어 저장되어 있던 멜라토닌이 혈중으로 분비되어지기 때문이다. 아침이 되면 들어오는 빛의 양이 늘어나면서 혈중 멜라토닌의 양이 줄어들기 때문에 쉽게 잠에서 깨어나서 활동을 하게 되는 것인데 다시 말하자면, 일조량이 줄어드는 밤이 되면 멜라토닌이 혈중으로 많이 분비되기 때문에 잠이 잘 오는

것이다.

• 세로토닌: 동물성 단백질을 섭취했을 때, 소화,분해되어 얻을 수 있는 트립토판이 뇌에서 대사되어 만들어짐, 정서적으로 안정감, 충실감, 자신감을 갖게 하는 신경전달물질

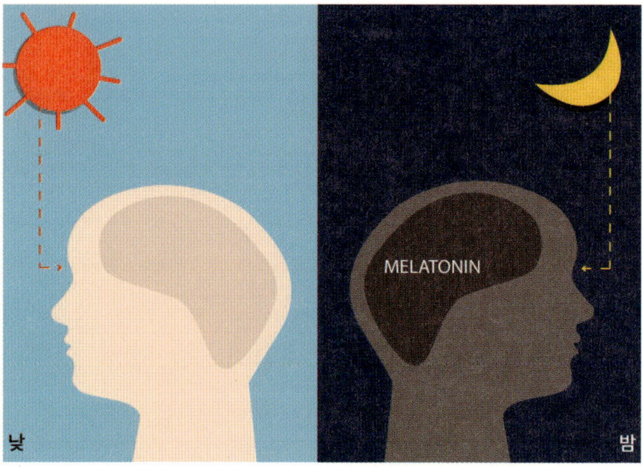

일조량에 따른 수면을 유도하는 멜라토닌의 양의 변화 ©고명지, 2021

일조량이 줄어드는 밤이 되면 멜라토닌이 혈중으로 많이 분비되기 때문에 잠이 잘 오는 것이다.

수면에 도움이 되는 식품

우유가 소화·분해되면, '트립토판'이라는 필수 아미노산이 만들어지는데, 트립토판이 뇌에 운반되어서 비타민 B6와 마그네슘 등과 함께 세로토닌을 만들어 낸다. 더 대사가 진행되어 수면을 유도하는 멜라토닌이 만들어지기 때문에, 자기 전 우유 한 잔이 수면에 도움이 되는 것이다. 참깨의 경우, 트립토판이 많이 함유되어 있는 식품 중 하나이다

[1]. 또한, 흐리고 비 오는 날이면, 자꾸 졸리고 아침에 일어나기 싫어지며 부침개와 같은 기름진 음식이 자꾸 먹고 싶어지는 이유도 바로 멜라토닌이 혈중에 많이 분비되기 때문이며, 멜라토닌으로 인한 부작용으로는 자칫 머리가 무거워질 수도 있다.

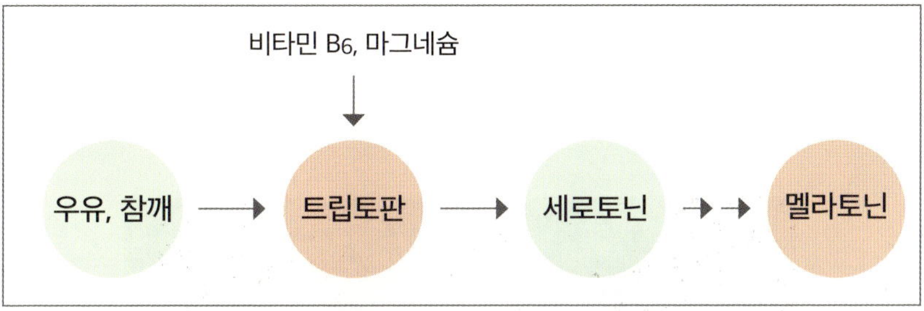

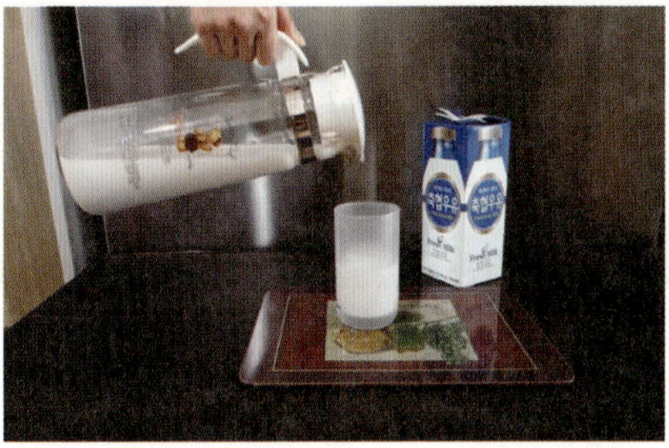

우유

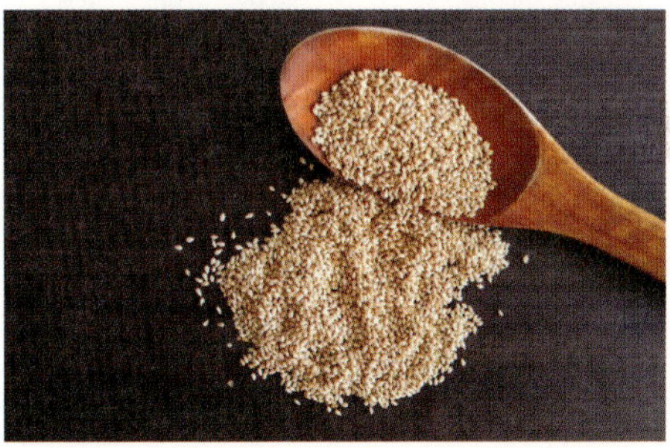

참깨

수면에 도움이 되는 식품

멜라토닌이 수면에 미치는 사례

겨울철 아침 6시가 여름철 아침 6시보다 일어나기 어려운 이유

쉬운 예로, 겨울철 아침 6시에는 기상하기가 어려운데 여름철 아침 6시에는 잠에서 깨어나기가 쉬운 것은, 같은 아침 6시이지만 겨울철이 여름철보다 훨씬 어둡기 때문에 혈중으로 멜라토닌의 양이 많이 분비되므로 겨울철에는 잠에서 깨어나기가 어려운 것이다.

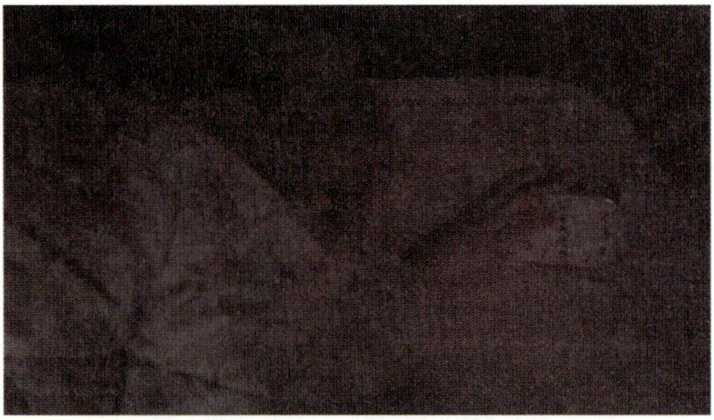

겨울철 아침 6시

멜라토닌이 수면에 미치는 사례

겨울철 아침 6시는 여름철보다 훨씬 어둡기 때문에 혈중으로 멜라토닌의 양이 많이 분비되므로 잠에서 깨어나기가 어려운 것이다.

늦은 밤 휴대폰 사용, 불 끈 슬라이드 수업, 도서관 채광

또 다른 예로, 휴대폰을 밤 늦도록 이용하다 보면, 잠이 달아나는 것을 경험해 본적이 있을 것이다. 휴대폰의 불빛이 자연광은 아닐지라도 역시 멜라토닌의 분비에 영향을 주기 때문이다. 그러므로 취침 시, 조명을 켜고 자는 것은 좋지 않은 습관이므로 삼가야 한다.

슬라이드를 이용한 강의나 세미나를 할 경우, 조명을 끄는 경우 많은데, 불을 완전 소등하기보다는 부분적으로 켜둘 필요가 있는 것이다. 그래서 대학에서 도서관을 건축할 때, 학생들의 공부 방, 사무실과 같은 곳은 채광에 신경을 쓰는 것이 지극히 당연한 일이다.

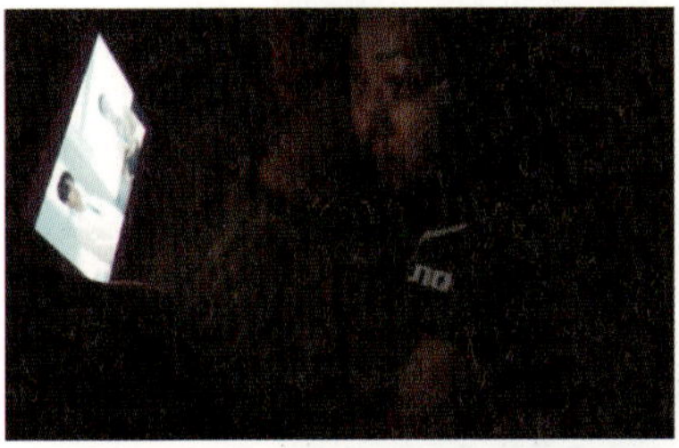

늦은 밤 휴대폰 사용: 피해야 함

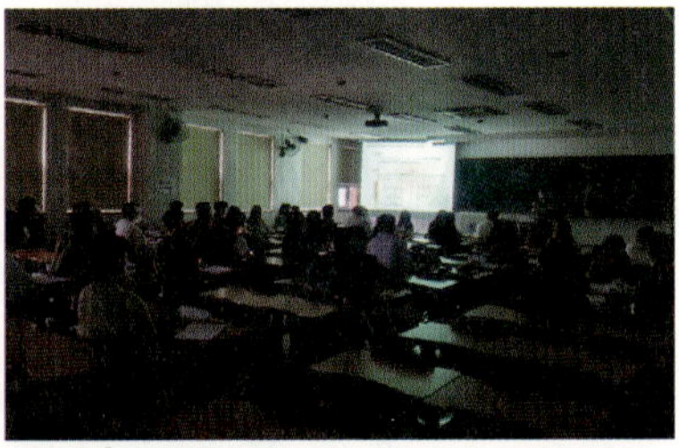

불 끈 슬라이드 수업: 완전 소등 피해야 함

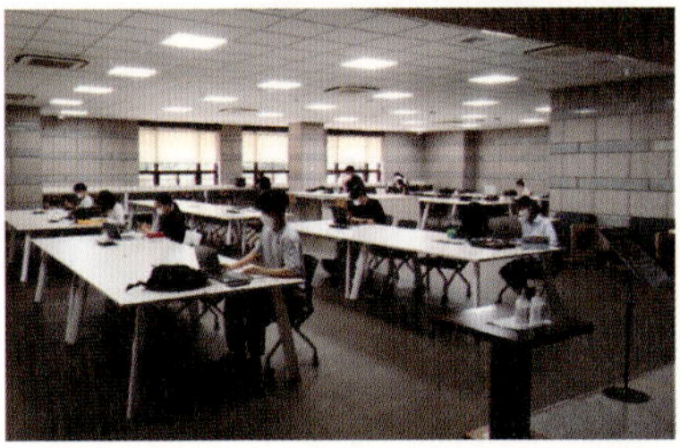

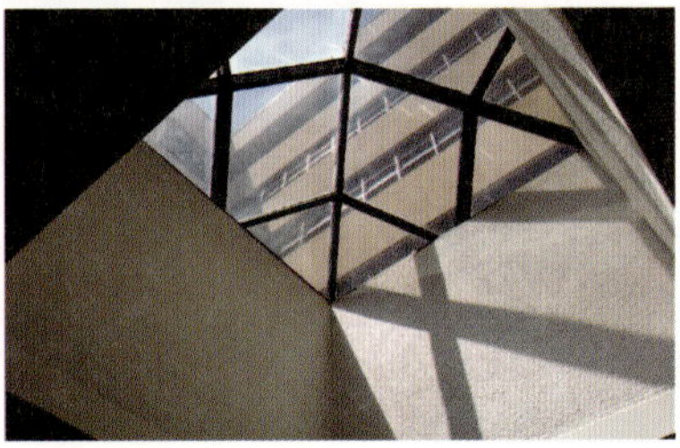

도서관 채광: 밝게

멜라토닌이 수면에 미치는 사례

늦은 밤 휴대폰의 불빛은 멜라토닌의 분비에 영향을 주므로 잠이 달아날 수 있으며, 완전 소등한 슬라이드 수업의 경우에는 역으로 졸릴 수 있다. 또한 도서관 건축 시, 채광에 신경을 쓰는 것이 바람직하다.

어르신들이 밤에 잠이 잘 오지 않는 이유

또한, 어르신들이 밤에 잠이 잘 오지 않는 이유 중 하나는 멜라토닌을 만들어 내는 동물성 단백질의 섭취가 부족하고, 대사 과정 중 만들어지는 세로토닌은 산책을 통하여 햇빛을 받게 되면 분비량이 늘어나서 멜라토닌 합성이 잘 이루어지기 때문에 잠을 잘 잘 수 있게 되는데, 어르신들은 바깥 활동이 줄고 집 안에서 주로 생활을 하다 보니, 세로토닌과 멜라토닌의 부족으로 인하여 불면증이 나타나기도 하는 것이다.

밤에 잠이 잘 오지 않는 어르신

멜라토닌이 수면에 미치는 사례

어르신들은 단백질 섭취의 부족, 햇빛을 받을 수 있는 바깥 활동이 줄어 들기 때문에 수면과 관련된 세로토닌, 멜라토닌이 부족해지므로 불면증의 양상이 나타나기도 한다.

적절한 수면 시간

수면은 체내의 환경을 일정하게 유지하려는 항상성 회복, 체온조절, 에너지 저장, 부적절한 기억들이 제거되는 휴식시간인데 성인의 경우, 평균 수면 시간은 7~8시간 정도가 적당하다.

하지만, 충분한 수면을 취하지 못한 경우에는 면역기능 저하, 집중력 저하뿐만 아니라 수면 부족으로 인하여 피곤하여 활동량이 줄어들게 되므로 과체중이 유발될 수 있다. 또한 호르몬 분비 이상으로 인해 혈당을 조절하는 인슐린이 기능을 못하여 당뇨병에 노출될 확률이 커지게 된다. 시험이나 중요한 일을 앞두고 밤을 새워서 준비하면, 뇌의 해마가 전혀 활성화되지 않아 충분히 잠을 잤을 때보다 기억저장능력이 40%정도 감소된다는 연구 결과가 말해 주듯이 잠자는 시간을 아까워해서는 안된다.

반대로 수면 시간이 평균 수면 시간보다 많을 경우에는 두통, 피로는 물론이고 두뇌 회전 능력이 떨어지게 되며, 뇌졸중 발생 확률이 높다는 연구결과가 보고되고 있다. 그러므로, '질 좋은 숙면'을 통하여 육체적으로나 정신적으로 더욱 건강한 삶이 되었으면 한다[8, 9].

- 수면 부족 시: 면역기능 저하, 집중력 저하, 과체중 유발, 당뇨병에 노출될 확률이 커짐
- 수면 과다 시: 두통, 피로, 두뇌회전 능력 떨어짐, 뇌졸중 발생 확률 높음

<질 좋은 숙면을 위하여>

1) 몇 시에 자든지 규칙적으로 일정한 시각에 일어나야 한다.
2) 침실의 온도와 습도를 적절하게 유지되게 한다. (침실온도 23°C~24°C, 습도 50~60%)
3) 자기 전에 지나친 운동, 과식은 삼가야 한다.
4) 취침 전에 따뜻한 물로 샤워하는 것 또한 수면에 도움이 된다.
5) 카페인 함유 음료, 알코올, 담배도 피해야 한다.
6) 베개의 높이는 몸과 목의 각도가 15도 정도 되며, 머리가 베개를 파고들지 않을 정도로 단단하며 평평한 구조가 좋다.
7) 취침 시, 조명을 소등해야 한다.
8) 동물성 단백질 식품을 잘 챙겨 먹는다.
9) 햇빛을 받으며, 산책을 한다.
10) 성인의 경우, 평균 수면 시간은 7~8시간 정도가 적당하다.

4장

스트레스 (Stress)와 뇌의 위축

겨울이 지나가고 봄이 오면, 땅 속에 있는 모든 생명체들은 꿈틀거리며 자신들을 덮고 있는 무거운 흙을 뚫고 연약한 새싹을 내미는데, 이것을 보면 생명의 신비로움을 느낀다. 새싹의 입장에서는 땅을 뚫고 돋아난다는 것이 얼마나 큰 스트레스이겠는가? 살아 있는 생명체에게는 매 순간순간마다 다양한 형태의 스트레스가 찾아오는데, 우리의 생명이 떠나 무덤으로 갈 때까지는 스트레스의 연속 속에서 살아가는 것 같다.

4장에서는 스트레스를 받았을 때, 우리 인체에 미치는 영향과 스트레스를 극복할 수 있는 방법에 대하여 살펴보고자 한다.

스트레스란?

우리 몸에 가해지는 육체적, 정신적, 사회적인 자극에 대하여 체내에서 일어나는 모든 반응을 말하는데, 스트레스가 발생하면 먼저 심리적으로 불안감과 긴장감이 초래되면서 신체적으로 혈압상승, 수면장애와 같은 문제가 발생하게 된다. 결과론적으로 스트레스로 인하여 '호르몬 불균형'과 '면역기능저하'를 초래하게 된다[1].

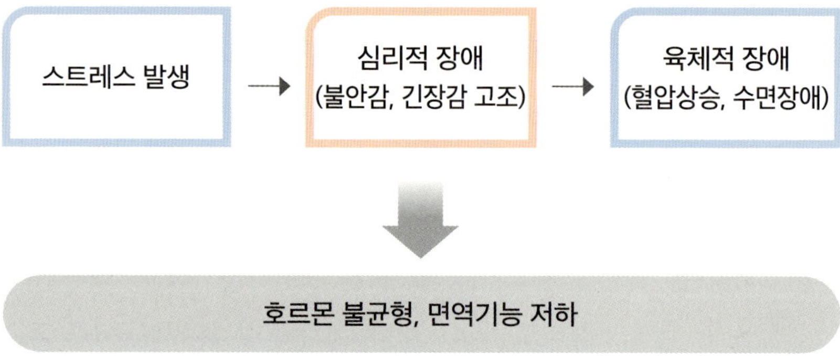

- 스드레스: 우리 몸에 가해지는 육체적, 정신적, 사회적인 자극에 대하여 체내에서 일어나는 모든 반응을 말함
- 호르몬: 몸의 활동이 잘 되도록 여러 세포에 지령을 주기 위한 정보전달 물질

스트레스의 원인

환경적인 요인

소음이나 공해 (미세먼지), 추위, 지나친 더위도 스트레스로 작용할 수 있다.

열등감, 완벽주의

외모 (키, 체중 등), 학력, 일을 수행하는 능력에 있어서 열등감을 가지고 있을 경우, 열등감으로 인하여 본인 스스로도 상처를 받지만, 본인의 열등감으로 인하여 주변 사람들을 괴롭힐 수 있기 때문에 열등감을 주는 요인들은 반드시 극복해야 한다. 또한 완벽주의자들도 사소한 일에 불안감을 느끼기 쉬우며, 불안은 스트레스의 원인이 되기도 한다.

- 열등감을 주는 요인: 반드시 극복해야 함

정신적 · 사회적인 요인

새로운 직장에서의 적응, 아기의 출산으로 인하여 육아에 적응하는 일, 사랑하는 가족과의 이별, 일의 마감 시간 임박이나 청구서의 지불로 인하여 압박을 받을 경우, 자신의 과도한 책임감과 무리한 계획, 부모로부터의 자식에 대한 지나친 기대, 학생의 경우, 주기적으로 당면하는 시험으로 인하여 꾸준히 스트레스를 경험하게 된다.

스트레스로 인한 질병

과도한 스트레스는 고혈압, 심근경색과 같은 심혈관 질환, 신경성 구토, 위경련, 설사와 같은 소화기 계통의 이상 증상도 나타내며, 신경성 기침, 기관지 천식 등 호흡기 질환, 당뇨, 비만, 갑상선 질환 등도 스트레스가 원인이 될 수 있다. 또한, 생리불순, 불임증, 발기부전, 조루증 등과 같이 비뇨생식기에 이상 증상과 긴장성 두통, 편두통, 류마티스 관절염, 원형탈모증과 같은 증상으로도 나타날 수 있다.

지속적으로 장기간 스트레스를 받을 때

면역력 저하, 암 발생

한평생토록 가정폭력에 시달리는 경우, 단기간에 가해지는 스트레스가 아니라 지속적으로 장기간 가해지는 스트레스이므로 '면역력 저하'로 말미암아 암(cancer)과 같은 각종 질병에 노출될 가능성이 높아진다.

뇌의 위축과 코르티손

또한, 스트레스를 받으면 우리 몸에서 '코르티손'이라는 물질이 방출되면서 세균과 침투하는 바이러스에 대한 저항력을 떨어뜨릴 뿐만 아니라 기억과 인지 능력에 관여하는 해마세포 즉 뇌세포의 사멸을 유도하여 뇌가 위축되며 노화를 촉진시킨다. 해마의 크기는 뇌의 위축, 노화의 지표가 되고 치매 진행 정도를 판단하는 데 이용된다. 스트레스를 받을 때, 2장에서 배운 세로토닌이 작용하면 코르티손의 분비를 억제하고 뇌의 위축과 노화를 방지할 수 있다[6].

스트레스 > 코르티손 분비 > 뇌세포 사멸 > 뇌의 위축 > 노화촉진

세로토닌이 작용하면 > 코르티손 분비 억제 > 뇌의 위축과 노화 방지

- 장기간 가해지는 스트레스: '면역력 저하'로 말미암아 암이나 뇌의 위축으로 노화가 촉진 됨

<과도한 스트레스로 인하여 생길 수 있는 질환>

1) 심혈관계: 고혈압, 심근경색
2) 소화기계통: 신경성 구토, 위경련, 설사
3) 호흡기 질환: 신경성 기침, 기관지 천식
4) 내분비계: 당뇨, 비만, 갑상선
5) 비뇨 생식기 질환: 생리불순, 불임증, 발기부전, 조루증
6) 신경계: 긴장성 두통, 편두통
7) 정신계: 불면증, 우울증, 불안증, 공황장애
8) 기타: 류마티스 관절염, 원형탈모증, 암 (cancer), 돌연사, 뇌의 위축, 노화

세로토닌과 우울 탈피

장기간 가해지는 스트레스는 우울증, 불안증, 불면증, 공황장애 등의 증상으로 나타날 수 있으며, 자살의 충동과 갑작스런 사망에 이르는 일도 발생할 수 있다. 세로토닌은 우리가 햇빛을 받을 때 분비량이 늘어나기 때문에 스트레스를 받을 때, 햇빛을 받으며 산책을 하는 것은 우울한 상태를 벗어나는 데 상당히 도움이 된다.

속상한 일이 생겼을 때, 끼니도 걸러가며 드러누워 있는 것은 아무런 도움이 되지 못한다. 그럴수록, 예쁘게 화장하고, 고기 요리로 외식을 하라는 말을 해 주고 싶다. 7장 (아로마테라피)에서도 언급하겠지만, 실제로 화장을 했을 때 화장품에서 나는 향기 성분들은 우리의 스트레스 정도를 줄여 준다는 사실이 과학적으로 증명되고 있다[27]. 또한, 고기 요리를 먹는 것이 스트레스를 날리는 데 도움이 되는 이유는, 동물성 단백질의 대사 가운데 만들어지는 세로토닌의 효과를 충분히 누릴 수 있기 때문인 것이다. 그러므로, 스트레스가 많은 현대를 살아가는 우리 모두는 각자 자신에 맞는 스트레스를 해소할 수 있는 돌파구를 반드시 마련해야 한다.

- 세로토닌: 동물성 단백질의 섭취로 인해 뇌에서 만들어지는 신경전달물질로서 정서적으로 안정감, 충실감, 자신감을 갖게 함

스트레스를 극복할 수 있는 방법

스트레스를 극복할 수 있는 방법으로 먼저, 스트레스로 지친 몸과 마음은 적절한 수면과 산책으로 휴식을 취하고, 신앙 생활을 통하여 마음에 여유와 평안을 갖는 것이 무엇보다 중요하다. 교회에서 찬양을 부르는 성가대원들의 면역세포 (Natural Killer Cell, NK 세포)가 활성화 되어지며, 지나치게 절제된 다이어트보다는 잘 먹고, 자신의 분수에 맞는 삶, 보람 있는 일을 하며 행복감을 느낄 때, 암(cancer)이 치료되는 사례가 보고되고 있다[10].

성취할 수 없는 목표에 대해서는 자신의 능력을 향상시켜 목표를 성취하거나 아니면 달성할 수 있는 목표로 수정할 때에 스트레스로부터 자유로워질 수 있음을 경험해 보았을 것이다. 또한, 정해진 시간 안에 해내야 하는 중첩된 많은 일들이 있을 경우에는, '일의 우선순위(priority)'를 정하여 처리하는 것이 스트레스를 관리할 수 있는 또 하나의 방법이 될 수 있다.

- 스트레스를 극복할 수 있는 방법: 수면, 산책, 신앙 생활, 분수에 맞는 삶, 보람 있는 일, 성취할 수 없는 목표 수정, 일의 우선순위를 정함

예전에는 여행을 가면, 대부분의 사람들이 정신 없이 구경하고 기념사진 찍으면서 바쁘게 다니는 일정으로 여행을 즐겼다면, 근래에 와서는 숲 속의 오두막집에서 잘 먹고, 가족들과 평소에 못 다한 대화도 나누며 산책으로 여유를 즐기는 여행으로 선호도가 바뀌어 가는 것으로 안다. 삶 가운데에 오는 스트레스를 얼마큼 잘 관리할 수 있느냐는 것이 인생에서 만나는 어려운 관문을 잘 통과하여 자신이 속한 분야에

서 오랫동안 잘 살아 남을 수 있는 열쇠가 된다고 생각한다.

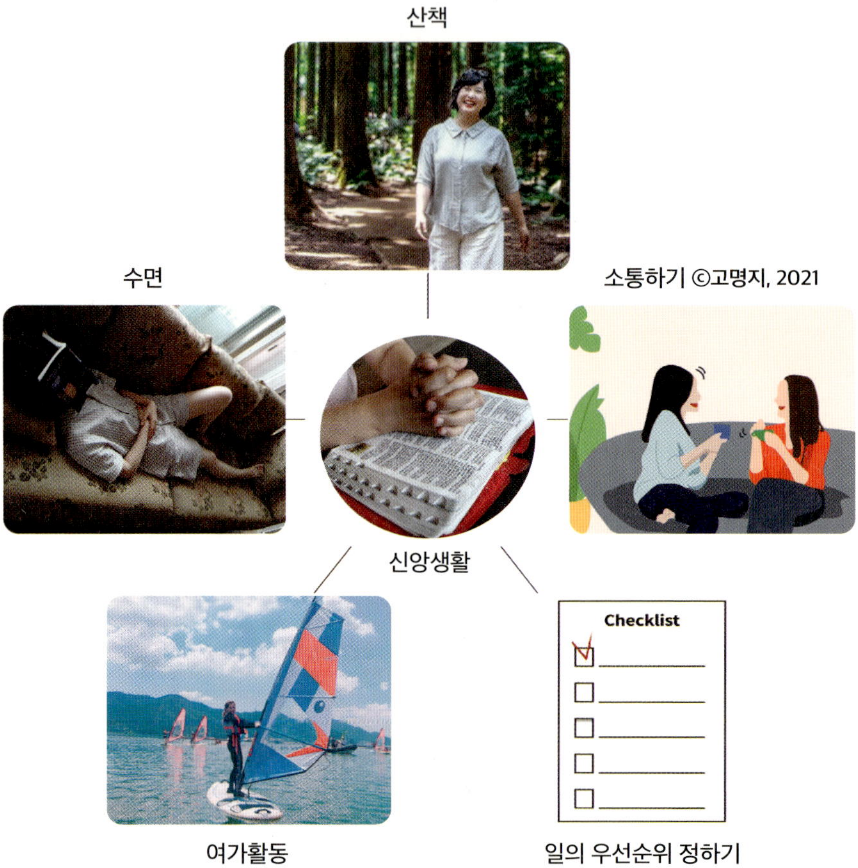
산책
수면
소통하기 ©고명지, 2021
신앙생활
Checklist
여가활동
일의 우선순위 정하기

스트레스 극복할 수 있는 방법

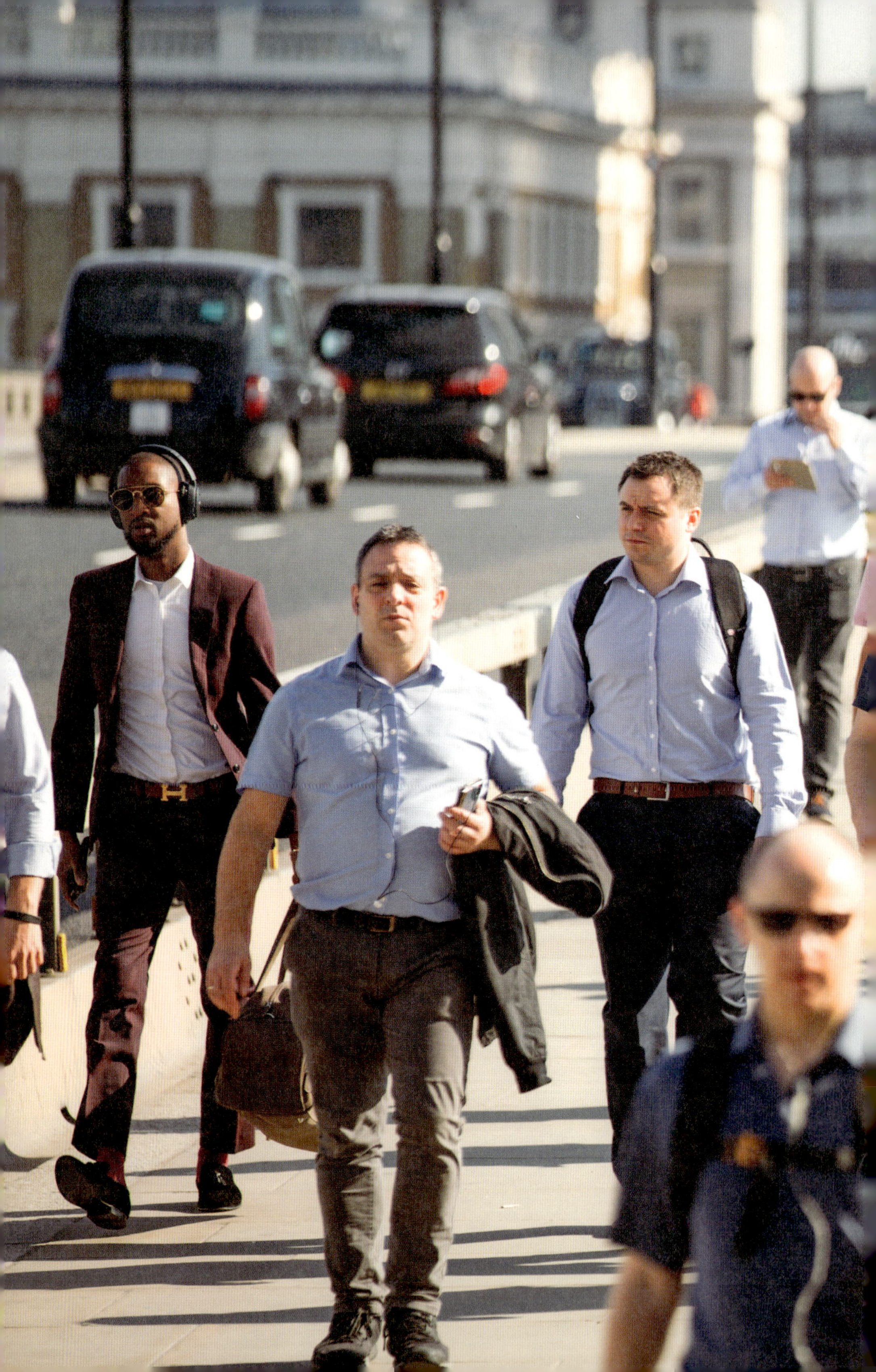

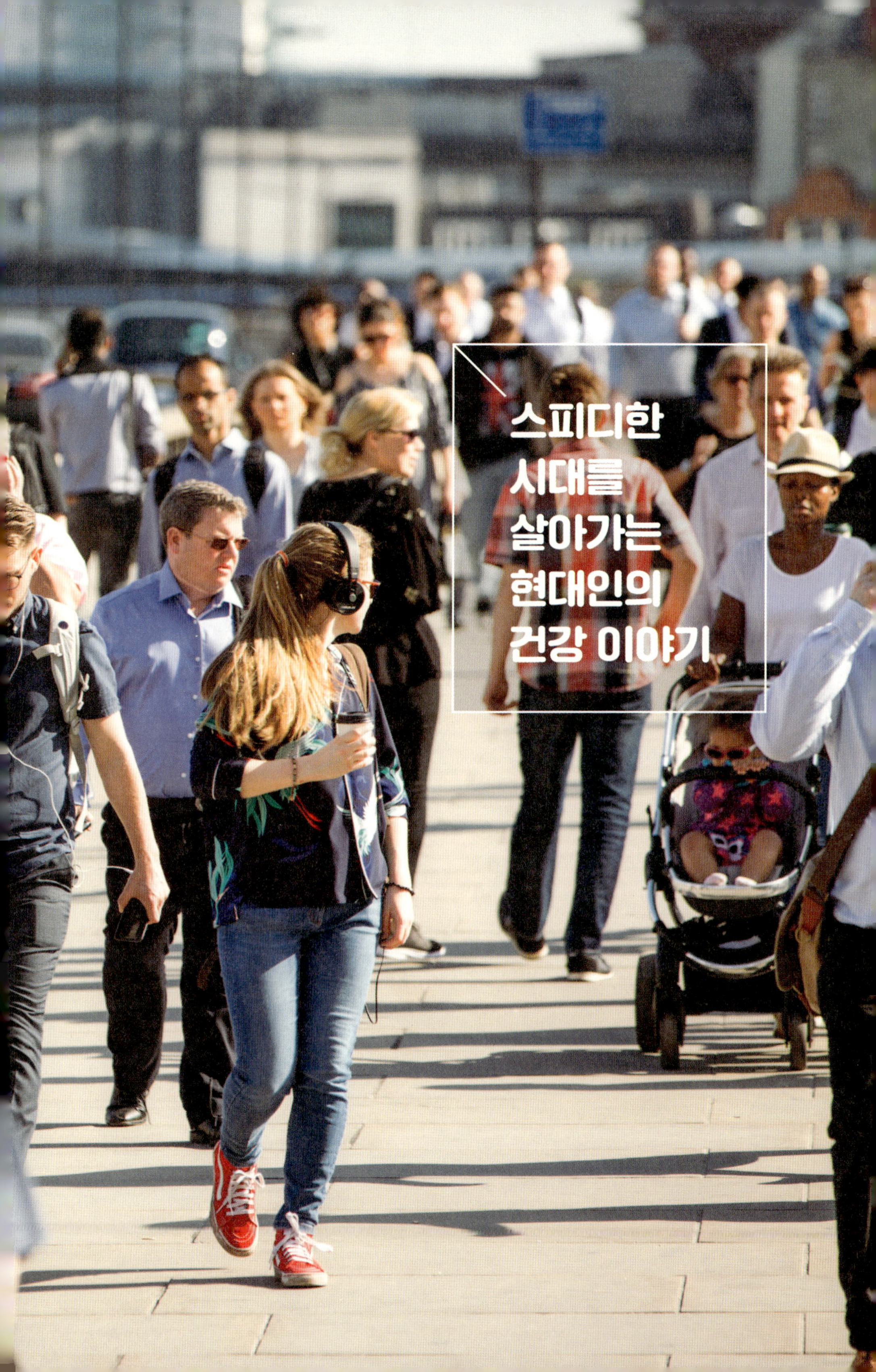

스피디한 시대를 살아가는 현대인의 건강 이야기

제2부

스피디한 시대를 살아가는 현대인의 건강 이야기

5장 식품첨가물과 가공식품

6장 환경호르몬

5장

식품첨가물과 가공식품

현대인들은 바쁜 일상으로 인해 가공식품을 많이 애용하는 것으로 알고 있는데, 심지어 간단하게 끼니를 때울 수 있는 김밥, 샌드위치, 컵라면에서부터 여러 메뉴의 도시락에 이르기까지 다양한 상품들이 즐비하게 진열되어 있는 모습을 볼 수 있다.

일반적으로, 식품첨가물이 들어 있는 가공식품의 안전성(safety)에 대한 소비자들의 인식이 막연한 불안감으로 부정적인 것 같다. 소비자 눈높이에 맞는 정보 제공이 미흡하고, 안전성을 확인하는 국가기관에 대한 신뢰성 결여와 더불어 언론과 소비자 단체의 비과학적인 선정적 보도도 불안감을 조성하는 데 한 몫 하는 것이다.

5장에서는 식품첨가물이 어떠한 용도로 이용되고 있으며, 안전성 평가를 통하여 우리가 우려하는 안전성이 기본적으로 확보되고 있는지를 확인하는 가운데 건강한 식생활을 위해서 어떠한 노력을 해야 하는지에 대하여 살펴보고자 한다.

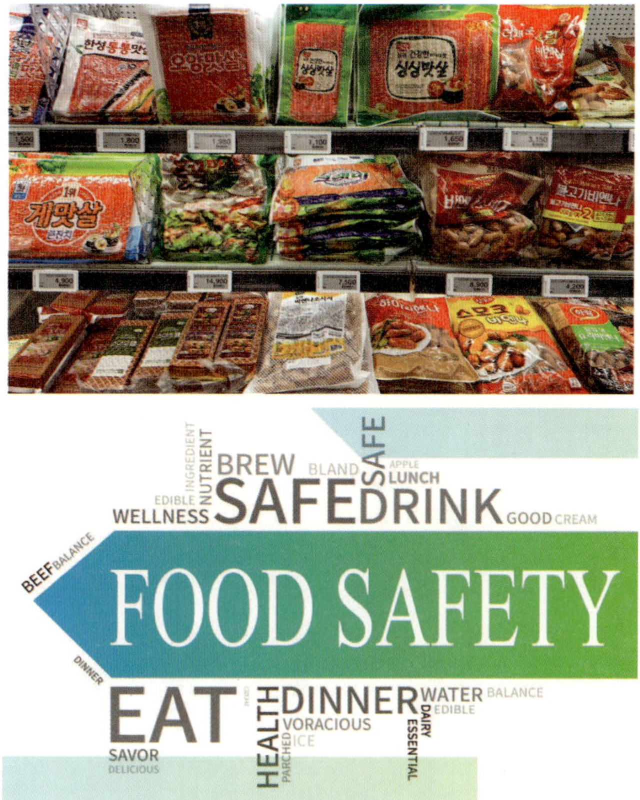

가공식품의 안전성 ©고명지, 2021

식품첨가물이 들어 있는 가공식품은 안전성(safety)이 확보되어야 한다.

식품첨가물의 필요성

식품첨가물은 자연에서 얻어지는 천연 식재료를 먹기 좋게 맛을 개량하기 위한 목적으로 가공하거나 오래 저장하기 위해서 이용되어져왔다. 최초로 저장성을 높이기 위하여 사용해 온 첨가물이 바로 소금이었고, 불의 이용으로 획기적으로 맛을 개선할 수 있는 훈연기술 또한 염절임과 더불어 가장 오래된 저장, 가공기술이라고 할 수 있다 [11].

- 식품첨가물의 필요성: 저장, 가공 (맛을 개량하기 위하여) 목적
- 가장 오래된 저장 기술: 염절임, 훈연기술

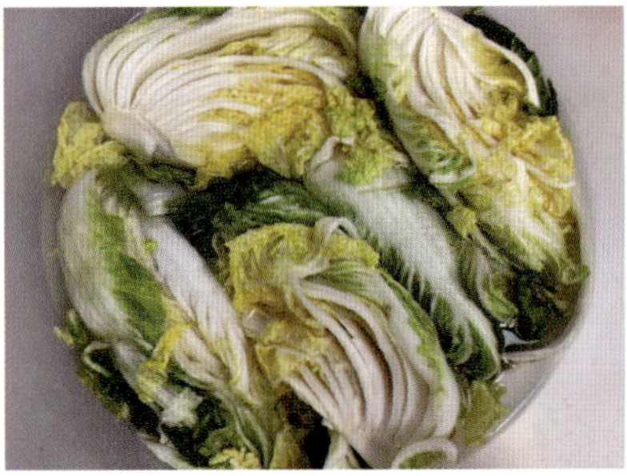

염절임

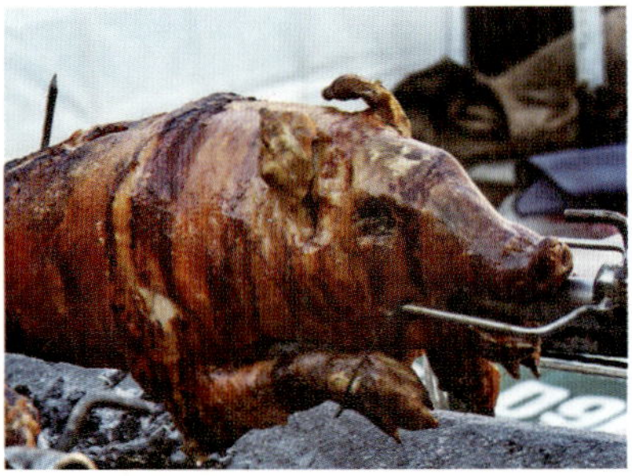

훈연기술

가장 오래된 저장, 가공기술

최초로 저장을 위해 소금이 사용되었고, 불의 이용으로 획기적으로 맛을 개선할 수 있는 훈연기술 또한 염절임과 더불어 가장 오래된 저장, 가공기술이라고 할 수 있다.

식품첨가물의 요건

식품첨가물은 먼저 인체에 유해한 영향을 미치지 않는다는 '안전성이 확보'되어 있어야 하며, 반드시 식품의 제조과정 시 필수불가결한 경우에만 사용해야 하고, 과학적인 실험을 통해 정해 놓은 '사용량'이 반드시 지켜져야 한다. 치료 목적으로 먹는 약도 복용량을 지킬 경우에는 약이 될 수 있지만, 과량 복용 시 독이 되는 것처럼 사용량을 지키는 것은 매우 중요하다. 또한 기존 식품 중에 함유되어 있는 영양가를 보존 유지할 수 있어야 하며, 식품에 부정적인 화학적 변화를 일으키지 않아야 한다.

- 첨가물의 요건: 안전성 확보, 필요성, 사용량 제한, 기존 함유되어 있는 영양가 보존, 화학변화 일으키지 않아야 함

식품첨가물의 역사

인간의 역사를 들여다보면, 식량을 확보하기 위하여 끊임없이 노력해 오는 과정 중, 처음에는 동·식물자원을 그대로 이용했으나 먹을 것이 없을 때를 대비하여 초보적인 저장, 가공기술을 여러 가지 경험에 의해서 찾았을 것이다.

서양에서는 고기를 암염으로 절여 장기 저장하였는데, 이탈리아의 북부 파르마 지역에서는 돼지고기의 뒷다리를 소금에 절인 후, 통풍이 잘 되는 곳에서 숙성, 건조시킨 후 얇게 저며 만든 프로슈토(prosciutto)를 생산하고 있다. 오래 전 고대 중국에서는 두유에 간수

(식품첨가물)를 넣어서 두부를 만들어 먹었고, 우리 선조들은 식품의 색깔을 좋게 하여 먹음직스럽게 보이기 위하여 천연색소인 치자, 맨드라미 색소를 사용 했으며, 지금도 천연색소로 허용되어 사용되고 있다.

우리나라에서는 1962년도에 식품 위생법이 제정·공포되면서 최초로 식품첨가물 217품목이 지정되었다. 현재는 합성품 405품목과 천연첨가물 197품목을 포함하여 총 602품목 (2014년도 기준)이 허용되어 관리되고 있다.

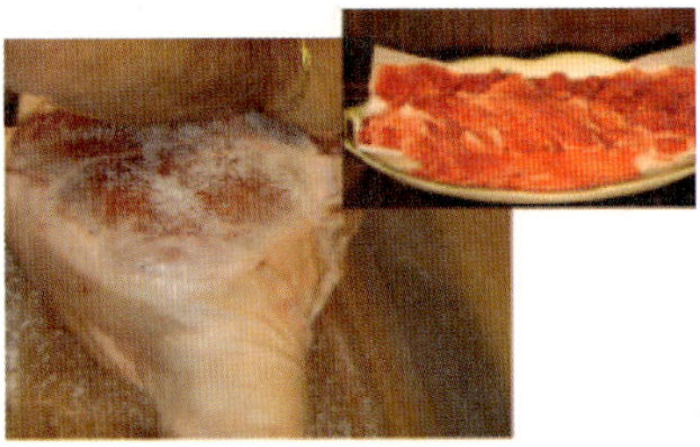

고기의 염절임

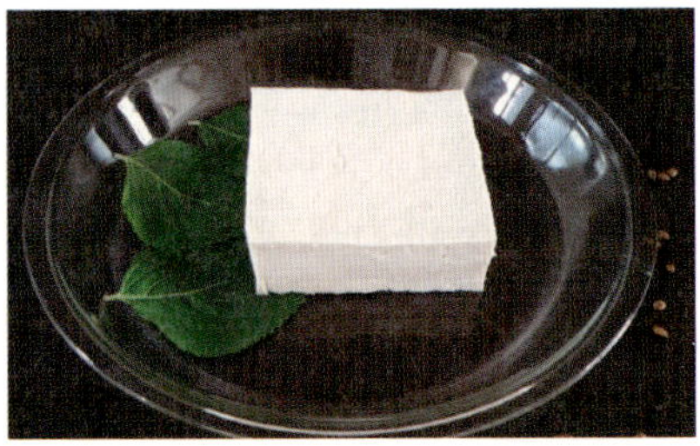

간수를 넣어 만든 두부

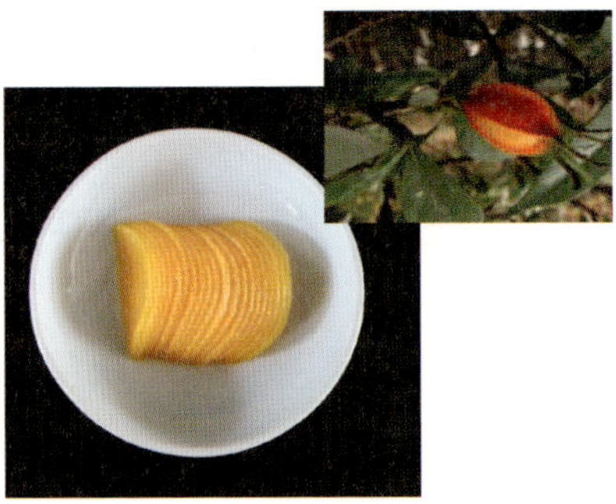

치자색소를 들인 단무지

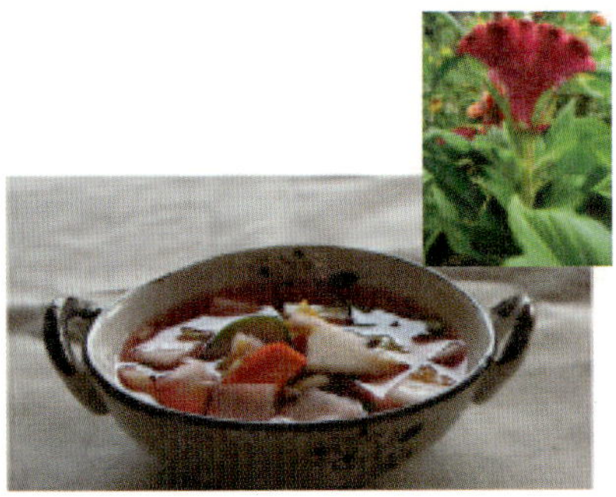

맨드라미 색소를 이용한 물김치

식품첨가물의 역사

먹이가 없을 때를 대비하여 고기를 암염으로 절여 저장하였고, 두유에 간수를 넣어서 두부를 만들어 먹었다. 식품의 색깔로 먹음직스럽게 보이기 위하여 치자, 맨드라미와 같은 천연색소를 사용하였다.

식품첨가물의 관리

세계의 모든 나라는 모든 식품첨가물을 과학적인 데이터를 바탕으로 '법적으로 관리'하고 있다. 유엔 산하 국제기구인 국제식품첨가물전문가위원회 (Joint FAO/WHO Expert Committee on Food Additives, JECFA)에서는 '식품첨가물의 안전성'을 검토하고 세계적인 전문가들의 의견을 취합하여 승인, 취소를 신속하게 처리하고 있다. 그러므로 현재 각국에서 허용하고 있는 식품첨가물은 안전성이 확보된 품목이라고 말 할 수 있다.

- 세계의 모든 나라: 모든 식품첨가물을 과학적인 데이터를 바탕으로 '법적으로 관리'함
- 국제식품첨가물전문가위원회: '식품첨가물의 안전성'을 검토, 세계적인 전문가들의 의견을 취합, 승인, 취소를 신속하게 처리함

식품첨가물이 없다면...

폐기량 증가

현재도 유통기한 초과에 의한 손실이 연간 5~6천억 원 정도로 추정되고 있는데, 보존제와 같은 식품첨가물을 사용할 수 없다면 식품의 유통, 보존기간의 단축으로 인하여 폐기량이 증가할 것이다.

식중독 사고 증가

유해 미생물을 관리할 수 있는 보존제를 사용할 수 없으니, 식중독 사고가 빈번히 일어날 것이다.

신제품 개발의 침체

식품의 맛, 향, 색채, 조직감의 개선은 소비자들에게 먹는 즐거움을 선사한다. 이를 개선하기 위하여 다양한 식품첨가물이 사용되어야 하는데, 식품첨가물을 사용할 수 없게 된다면, 바나나 향, 딸기 향이 첨가된 우유, 조직감이 개선된 양갱, 돼지고기를 원료로 가공된 햄과 소시지 등 소비자가 만족할 만한 다양한 가공식품의 개발이 어려워지게 된다.

특정 목적 식품 개발 부진

설탕의 섭취가 제한된 과체중 환자에게는 고감미, 저칼로리의 인공감미료가 필수라고 할 수 있다.

제조원가 상승 및 원료 사용량 감소

싼 식품첨가물을 사용하지 못할 경우, 제조원가의 상승으로 인하여 국제적 경쟁력을 상실하게 되며, 또한 식품산업의 위축으로 인하여 원료 사용량이 감소되기에 적절한 시기에 원료 소비를 할 수 없으므로 원료 손실이 증가될 것이다.

수입제한에 따른 국제적 혼란

국내에서 식품첨가물을 사용할 수 없다면, 수입제한에 따른 마찰로 인하여 국제적으로 큰 혼란이 예상된다.

식품첨가물의 사용 용도

대표적인 몇 가지의 식품첨가물을 통하여 어떠한 용도로 사용되고 있는지 살펴보고자 한다.

감미료

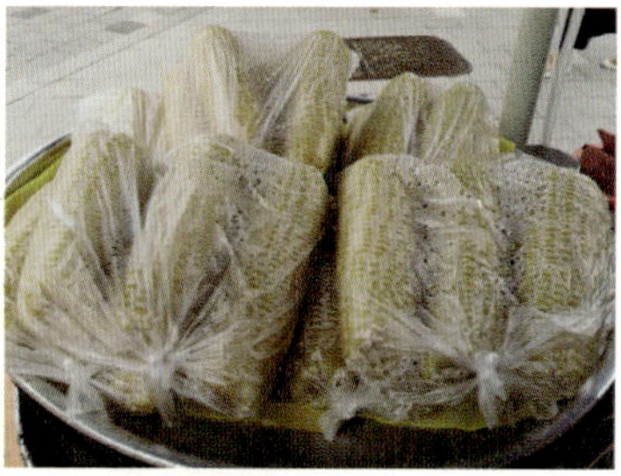

사카린을 넣어 찐 옥수수

사카린은 몇 번의 사용금지와 재허용 과정을 거치면서 지금은 대부분의 식품에 사용이 허용되고 있다.

대부분의 합성 감미료는 설탕과 비교해 볼 때, 감미가 월등히 높아서 극히 적은 양을 사용할 수 있을 뿐만 아니라 칼로리가 낮아서 (고감미·저칼로리) 당뇨, 과체중의 환자에게 많은 도움이 된다. 예를 들어, 사카린(saccharin)의 경우 몇 번의 사용금지와 재허용 과정을 거치면서 지금은 대부분의 식품에 사용이 허용되고 있는데, 설탕에 비해 300~500배 정도 달지만, 설탕보다는 가벼운 맛을 내는 단점을 갖고 있다.

- 대부분 합성감미료: 고감미, 저칼로리여서 당뇨, 과체중의 환자에게 많은 도움이 됨, 설탕보다는 가벼운 맛을 내는 단점을 갖고 있음

고결방지제

설탕이나 소금을 넣어둔 통을 열어보면, 시간이 경과할수록 입자들끼리 서로 엉겨 붙어 덩어리가 되어 있는 모습을 볼 수 있다. 고결방지제는 조해성이 있는 분말 간에 서로 엉겨 붙는 것을 방지하기 위하여 사용하는 첨가물이라 할 수 있다. 대표적인 예로, 식탁용 김을 뜯어

보면 그 속에 실리카겔이 소포장되어 들어 있는데, 실리카겔은 3차원 구조의 다공성 물질이므로 공기 중 수분을 잘 흡착하는 성질이 강하기 때문에 고결방지제로 사용된다.

- 조해성: 공기 중에 노출되어 있는 고체가 수분을 흡수하여 녹는 현상
- 고결방지제: 설탕, 소금이 대기 중 수분을 흡수하여 서로 엉겨 붙는 것을 방지하기 위함임

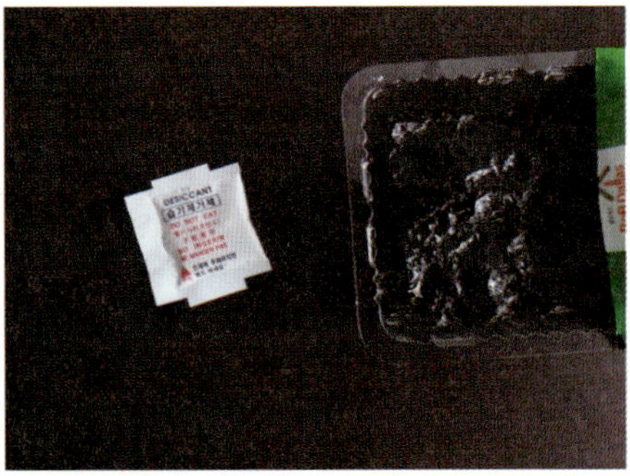

고결방지제가 들어 있는 식탁용 김

식탁용 김에 실리카겔 (고결방지제)이 소포장되어 들어 있는데, 실리카겔은 3차원 구조의 다공성 물질이므로 공기 중 수분을 잘 흡착하기 때문에 김이 눅눅해지는 것을 방지해 준다.

응고제

잘 불린 대두 콩을 분쇄 후, 끓여 주면 뜨거운 물에 콩의 수용성 단백질 성분이 용출되어 나오는데 이를 '두유'라고 부른다. 두유에 간수(응고제)를 넣으면, 콩 단백질이 몽글몽글 응고가 일어나면서 두부가 만들어진다. '응고제'라는 식품첨가물로 인하여 콩의 새로운 가공제품을 맛 볼 수 있게 된 것이다.

손두부를 만들 경우에는 천일염을 간수로 사용하지만, 현재 두부공

장에서는 바닷물에서 염화마그네슘 (간수)을 추출한 뒤, 정제하여 사용한다. 이때 정제가 덜 된 간수를 사용하면 중금속이 들어갈 수 있으니, 순수하게 정제가 잘 된 간수를 사용하는 것이 무엇보다 중요하다.

- 천일염: 바닷물의 수분을 자연적으로 증발시켜 얻음

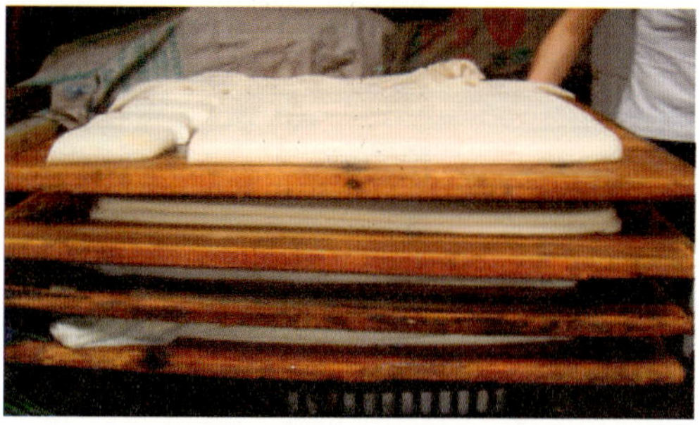

응고제에 의해 만들어지는 두부

두유에 간수 (응고제)를 넣으면, 콩 단백질이 몽글몽글 응고가 일어나면서 두부가 만들어진다. '응고제'라는 식품첨가물로 인하여 콩의 새로운 가공제품을 맛볼 수 있게 된 것이다.

발색제

발색제 자체는 색이 없으나 식품의 색소유지나 발색을 촉진시키는 역할을 한다. 주로 육가공제품에 사용하며 대표적인 아질산염은 외관과 맛이 소금과 유사하며, 발색제로서의 역할을 할 뿐만 아니라 식중독균의 증식을 억제하는 보존제로서의 역할도 한다.

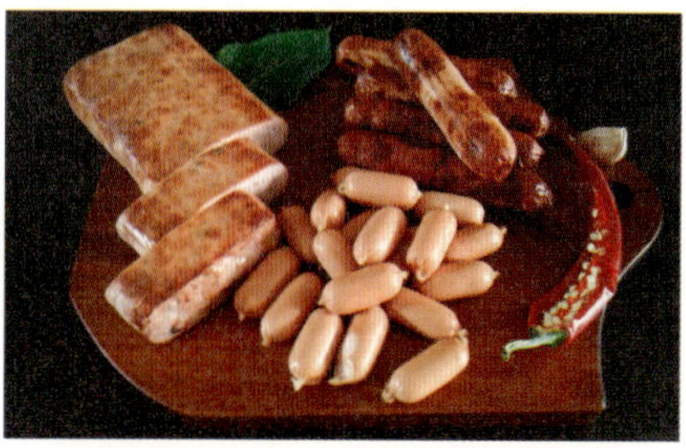

발색제가 사용되어지는 육가공품

육가공제품에 사용하는 아질산염은 외관과 맛이 소금과 유사하며, 발색제로서의 역할뿐만 아니라 식중독균의 증식을 억제하는 보존제로서의 역할도 한다.

• 발색제: 발색제 자체는 색이 없으나 식품의 색소 유지, 발색을 촉진시키는 역할을 함

보존료

세균, 곰팡이, 효모 등의 미생물 증식을 억제함으로써 식품의 변질, 부패되는 것을 방지하여 식품의 신선도를 유지하기 위하여 사용되는 첨가물이다. 어육 가공품에는 소르빈산 (sorbic acid)이라는 합성 보존료를 사용하는데, 김밥에 들어가는 재료를 준비하기 위하여 소르빈산이 들어 있는 어묵과 발색제인 아질산염이 들어 있는 햄과 같이 볶으면, 에틸니트릴산이라는 발암물질이 생성될 수 있으니 함께 조리하는 것을 삼가야 한다[12].

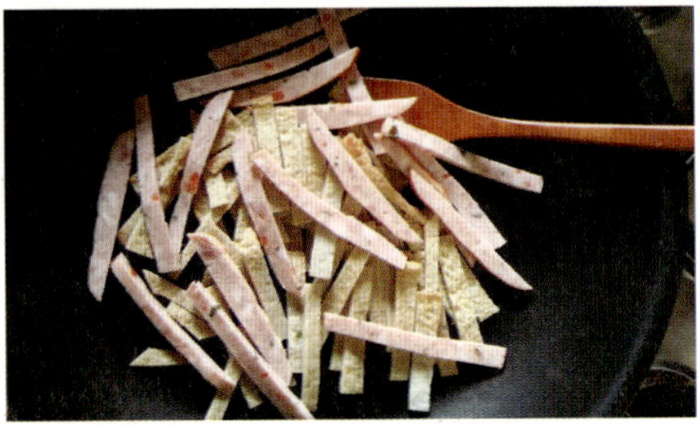

어묵과 햄을 같이 볶으면 발암물질 발생 가능

소르빈산 (보존료)이 들어 있는 어묵과 아질산염 (발색제) 이 들어 있는 햄과 같이 볶으면, 에틸니트릴산이라는 발암물질이 생성 될 수 있으니 함께 조리하는 것을 삼가야 한다.

• 보존료: 미생물 증식을 억제함으로써 식품의 변질, 부패되는 것을 방지하여 식품의 신선도를 유지하기 위하여 사용됨

산화방지제

식품이 산화되는 것, 특히 지방이 산패되는 것을 막기 위해 첨가되는 것을 산화방지제라고 한다. 쉬운 예로, 기름으로 튀겨진 과자나 라면 봉지, 또는 통조림 내부에 공기 대신 질소를 충전하여 식품이 산화되는 것을 방지함으로써 품질을 유지하게 하는 역할을 한다.

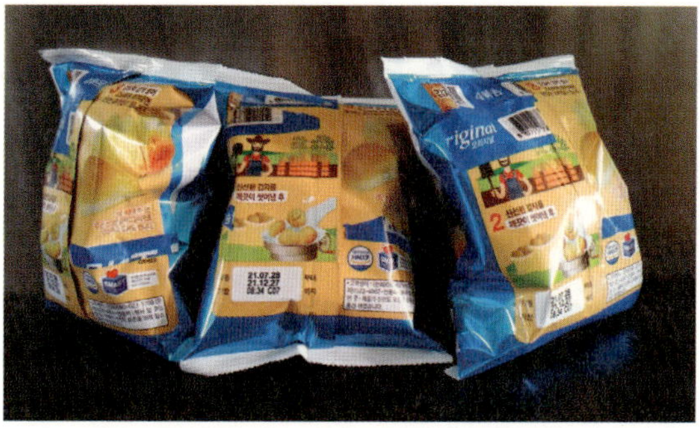

산화방지제인 질소로 충전된 스낵류

기름으로 튀겨진 과자, 라면 봉지, 통조림 내부에 공기 대신 질소를 충전하여 식품이 산화되는 것을 방지한다.

향미증진제

조미료 (seasoning)는 식품의 맛을 조정하기 위하여 사용되는 첨가물이며, 영양적인 가치는 적으나 식욕의 증진과 상품의 가치를 높이는 첨가물이다.

늘 많은 사람들로부터 시선이 집중되는 L-글루타민산나트륨 (Monosodium L-Glutamate, MSG)은 더 먹고 싶은 욕구를 불러일으킬 정도로 감칠맛이 뛰어나다. MSG는 단백질을 구성하는 아미노산의 일종인 글루타민산 (glutamic acid)으로부터 유래되었으므로 화학조미료라는 말도 완전히 맞지 않다. 또한, 일일섭취허용량 (Acceptable Daily Intakes, ADI)을 특별히 정하지 않을 정도로 안전한 품목이다.

1960년대 이후, 여러 질병과 부작용의 원인으로 지목되면서 사용금지 처분을 받았으나, 지난 1995년 미국식품의약국 (FDA)에서 안전하다는 판정을 다시 내렸다. 하지만, MSG를 투여한 쥐는 비만이 될 확률이 높으며, 초파리는 성충이 되는 비율이 떨어졌다는 결과들도 보고되고 있다. 다량 섭취 시 전신긴박감, 불쾌감, 근육 경직과 같은 '중화

요리증후군 (Chinese restaurant syndrome, Kwok's diseases)'이 나타날 수 있으며, 간편하게 MSG로 맛을 내면 품질이 떨어질 수 있다는 점을 고려해 볼 때, 무분별한 사용은 부작용을 낼 수 있음을 명심해야 할 것이다.

- 조미료: 식품의 맛을 조정하기 위함, 영양적 가치는 적음, 식욕의 증진과 상품의 가치를 높이는 첨가물
- L-글루타민산나트륨 (MSG): 감칠맛이 뛰어남, 아미노산으로부터 유래, 일일섭취허용량을 특별히 정하지 않을 정도로 안전한 품목, 무분별한 사용은 부작용을 낼 수 있음

표백제

표백제는 가공 공정 중 식품의 색이 변하거나 본래 가지고 있는 색이 품질에 부정적인 이미지를 줄 수 있어서 원래의 색을 제거하기 위한 목적으로 사용된다. 법적으로 아황산염류, 인산염류가 허용되어 있는데, 최근 적발 사례를 보면, 상처 소독, 모발이나 염료의 탈색, 액체세제의 표백제의 용도로 사용 가능하고 식품의 가공 공정 중 강력한 살균, 표백작용을 하나 최종 식품이 완성되기 전, 반드시 제거되어야 하는 과산화수소 (H_2O_2)를 건어물에 사용하였거나 제품의 중량을 늘리기 위해 인산염을 과도하게 많은 양을 사용한 경우이다. 물론, 인산염을 과도하게 섭취할 경우 쇼크, 경련, 혼수상태 등에 이를 수 있다 [12].

- 표백제: 가공 공정 중 식품의 색이 변화하거나 본래 가지고 있는 색이 품질에 부정적인 이미지를 줄 수 있어서 원래의 색을 제거하기 위한 목적으로 사용됨

일일섭취허용량 (Acceptable Daily Intake, ADI)

일일섭취허용량의 의미

의약품과 식품첨가물 모두 안전성이 확보되어야 한다는 것은 기본이며, 의약품은 치료목적으로 한시적으로 사용하지만, 식품첨가물은 법적으로 허용된 사용량 이하를 일생 동안 섭취해도 독성이 없음을 과학적으로 증명되어야 한다.

일일섭취허용량 (ADI)은 식품첨가물을 안전하게 사용하기 위한 지표이며, 사람이 식품첨가물을 일생 동안 하루도 빠짐없이 매일 섭취해도 인체에 어떤 유해한 영향도 나타내지 않는 양을 의미한다.

- 일일섭취허용량 (ADI)의 의미: 식품첨가물을 안전하게 사용하기 위한 지표, 사람이 일생 동안 하루도 빠짐없이 매일 섭취해도 인체에 어떤 유해한 영향도 나타내지 않는 양

약과 독

앞서 언급한 대로, 질병을 치료하는 치료제도 복용량을 지킬 때는 약이 될 수 있지만, 과량 복용 시에는 독이 될 수 있는 것처럼 약과 독을 구분 짓는 것은 '양'과 관련이 있다. 예를 들어, 소금은 우리 몸 속의 수분량을 조절하여 체액과 혈액량을 유지하는 작용을 함으로써 생명을 유지하기 위해서 꼭 필요하다. 하지만 많은 양의 소금을 오랜 기간 동안 섭취하게 되면, 오히려 원활한 신진대사를 방해할 뿐 아니라 과체중, 고혈압, 신장질환, 골다공증, 암과 같은 질환에 노출될 확률이 높아진다. 그러므로 그 독성은 섭취량과 섭취기간 등에 영향을 받는다.

- 독성: 섭취량과 섭취기간 등에 영향을 받음

일일섭취허용량 (ADI) 설정

우리가 두통이 있을 때, 복용량을 지켜 1회 2정을 먹으면, 두통이 말끔히 사라진다. 이때 2정의 투여량은 '작용량역'에 있으나, 동일한 두통약을 1/100정도 복용하면 두통은 사라지지 않는다. 이 양은 '무작용량역'에 있는 것이다. 또한, 20정을 복용하면 구토, 전신권태감, 발한 등 초기 증상이 나타난 후 심각한 부작용을 일으키는데 이 양을 '중독량역'이 되는 것이다.

식품첨가물의 섭취량은 무작용량역의 범위 내에 있으며, 일일섭취허용량 (ADI)은 최대무독성량의 1/100 이하가 되도록 설정하게 되어 있다. 최대무독성량은 일생 동안 매일 섭취해도 어떠한 유해성이 없는 1일 최대 무작용량을 의미한다. ADI값은 영구 불변하는 것이 아니고, 현 시점에서 얻어진 과학적인 정보에 의하여 평가된다[11].

- 최대무독성량: 일생 동안 매일 섭취해도 어떠한 유해성이 없는 1일 최대 무작용량

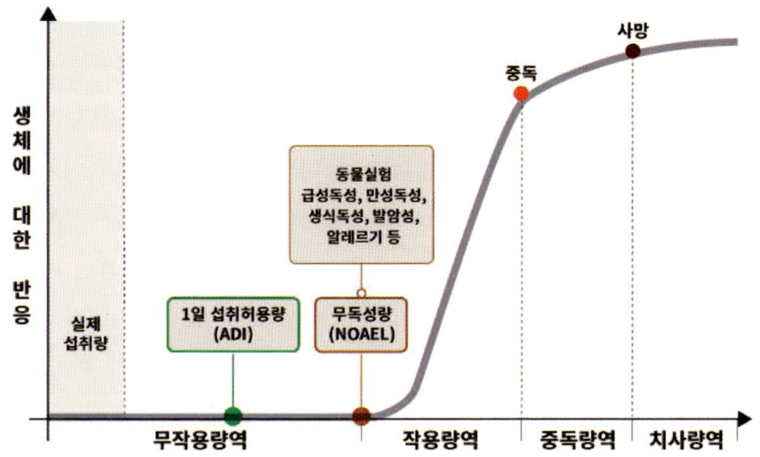

식품첨가물의 용량반응 및 안전성 평가 ©고명지, 2021

일일섭취허용량 (ADI)는 무작용량역에 해당되며, 최대무독성량 (NOAEL)의 1/100 이하가 되도록 설정한다.

(출처: 신동화, 김동술, 김용석 저, '알기 쉬운 식품첨가물학', 보건에듀, 2014, P237.)

최대무독성량 구하기: 독성시험을 통해

그럼, ADI 값을 구하기 위해서는 최대무독성량을 알아야 하는데, 랫트나 마우스 등의 실험동물에게 오랫동안 반복적으로 투여하는 '반복투여독성시험'과 암수의 생식 능력 및 차세대 번식과정에 미치는 영향을 조사하는 '번식시험', 화학물질의 발암성을 조사하는 '발암성 시험을 통하여 독성이 나타나지 않는 최대 투여량 즉, 최대무독성량을 구해낼 수가 있다.

이러한 독성시험을 거쳐서 얻어진 최대무독성량의 1/100 값을 일일섭취허용량으로 정해지며, ADI값에 훨씬 미치지 않는 양을 실제 우리가 섭취하는 것이다.

- 최대무독성량: 반복투여독성시험, 번식시험, 발암시험을 거쳐서 구해냄

유통기한과 소비기한

유통기한의 의미

유통기한은 그 식품을 먹을 수 있는 마지막 날짜를 의미하는 것이 아니라, 유통업자가 제품을 판매할 수 있는 법적 기한이다. 식품 회사에서는 유통, 판매 전 여러 가지 실험을 통하여 식품이 변질되지 않는 기간을 정하는데, 혹시 모를 변수에 대비하여 1.3~1.5배 정도의 여유기한을 확보하여 유통기한을 정하게 된다. 예를 들어, 유통기한 설정 실험에서 13~15일이 가능한 것으로 나오면, 10일로 유통기한을 표기하는 것이다[12].

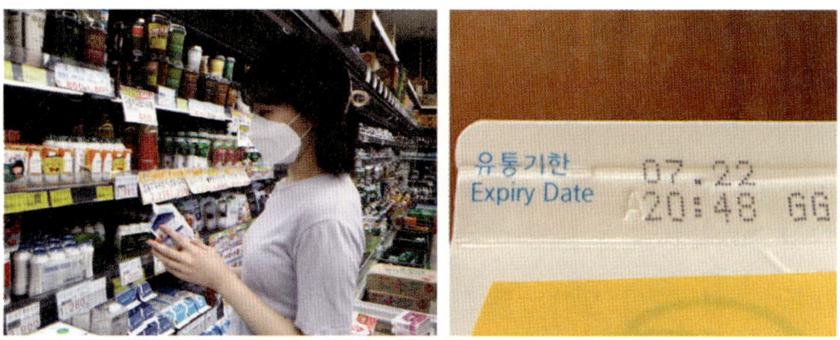

유통기한

유통기한은 유통업자가 제품을 판매할 수 있는 법적 기한이며, 1.3~1.5배 정도의 여유기한을 확보하여 유통기한을 정한다.

유통기한을 넘겨 판매할 경우

식품위생법에 따라 유통기한을 해당 관청에 신고를 해야 하는데, 식품회사에서 유통기한을 넘겨 판매할 경우, 최대 3개월의 영업 정지 또는 3천만 원 이하의 과태료를 내도록 되어 있다. 외국에서는 자율적으로 관리하도록 되어 있지만 우리나라의 경우, 더욱 엄격하기에 소비자 측면에서는 안전하다고 볼 수 있다.

• 유통기한을 넘겨 판매할 경우, 우리나라는 외국보다 더욱 엄격하게 관리하기에 소비자 측면에서는 안전하다고 볼 수 있다.

소비기한

유통기한 만기로 버려지는 음식이 연간 6500억 원 정도이며, 유통기한 임박한 제품의 반품까지 포함하면 연간 1조 원은 넘을 것으로 추정된다. 얼마 전부터, 우유에 유통기한과 제조일자를 함께 적는 시도가 있었지만, 유통기한이 남았는데 제조일자로부터 2~3일 지난 제품의 반품 사례가 늘고 있는 부작용이 나타났다.

'소비 기한'은 먹어도 안전한 기한인데, 오히려 소비자 입장에서는 소비기한을 찍어주는 것이 더 바람직하지 않을까라고 생각한다. 선진국의 경우, 제조일자, 식품의 품질이 최상으로 유지되는 '품질유지기간', '소비 기한' 등으로 다양한 표기를 사용해왔다. 유통기한이 수개월에서 1~2년 정도 되는 간장, 잼, 밀가루와 같은 제품들은 오래 유통될수록 맛, 색, 향 등의 품질이 떨어지게 되므로, 그런 측면에서는 품질유지기간은 소비자에게 좋은 정보를 알려주는 셈이다.

• 소비기한: 먹어도 안전한 기한
• 품질유지기간: 식품의 품질이 최상으로 유지되는 기간

식품첨가물에 대한 바른 이해

지금까지 간단하게나마 식품첨가물이 어떠한 용도로 사용되어지며, 식품첨가물을 사용할 수 없다면 어떠한 상황들이 발생되는지에 대하여 알아보았다. 또한 식품첨가물을 안전하게 사용하기 위하여 독성시험을 통하여, 일생 동안 하루도 빠짐없이 매일 섭취해도 인체에 어떤 유해한 영향을 나타내지 않는 양, 일일 섭취허용량 (ADI)을 정하는데, 실제로 이 기준량에 훨씬 미치지 않는 양을 소비자들이 섭취한다고 할 수 있다.

최근 우리나라는 식품첨가물 안전관리체계를 선진국 수준으로 향상시키기 위하여 국내에서 지정된 식품첨가물의 기준 및 규격을 '국제식품규격 (CODEX)'의 기준과 부합하도록 지속적인 재정비를 하고 있다.

하지만, 식품첨가물도 화학물질이므로 때론 조리하는 하는 과정에서 유해한 물질이 발생될 수도 있으니, 가공식품을 습관적으로 먹기보다는 횟수를 좀 줄인다면 크게 염려할 정도는 아니라고 생각한다.

또한 식품을 제조하는 기업에서도 진정 국민들의 건강을 책임지고 있다는 사명감을 갖고 식품첨가물을 합당하게 사용하며, 소비자들도 식품첨가물에 대한 올바른 정보를 공유한다면 식품첨가물에 대한 바른 이해로 인하여 가공식품을 마냥 불안한 시선으로 바라 보지 않을 것이라 생각한다.

6장

환경호르몬

요즈음은 조리된 음식을 간편하게 담을 수 있는 일회용 용기도 잘 나올 뿐만 아니라 포장재의 개발로 음식물이 쏟아지지 않은 채, 목적지까지 운반될 수 있어서 생활이 참으로 편리해진 것은 사실이다. 필자의 어린 시절만 해도, 식탁 위에 차려진 음식을 덮는 것은 랩(wrap)이 아니라 사기그릇이었고, 학교에서 급식을 하는 시절이 아니어서 도시락을 싸갈 때면, 반찬 국물이 새곤 하였다.

하지만, 과학의 발달과 비례하여 환경에 관한 문제가 대두되면서, 어느 날부터 '환경호르몬'이라는 용어가 뉴스 기사에서도 쉽게 접할 수 있게 되었다. 그래서 6장에서는 환경호르몬이 무엇이며, 우리가 생활하는 가운데 환경호르몬은 어떠한 경로로 우리 몸 속으로 들어 오고, 건강상 어떠한 영향을 끼치며, 환경호르몬에의 노출을 줄이기 위하여 어떠한 노력을 해야 하는지에 대하여 살펴 보고자 한다.

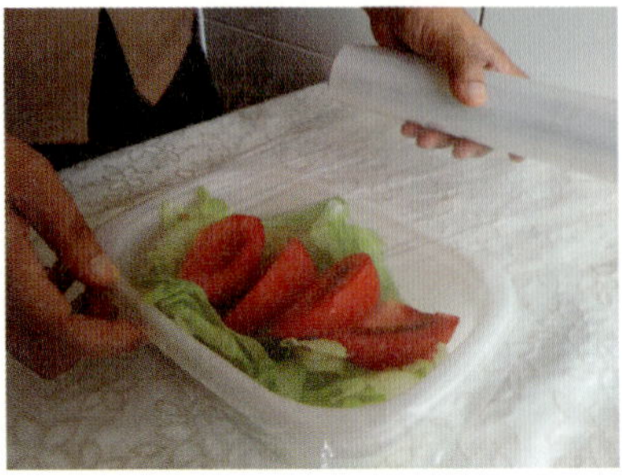 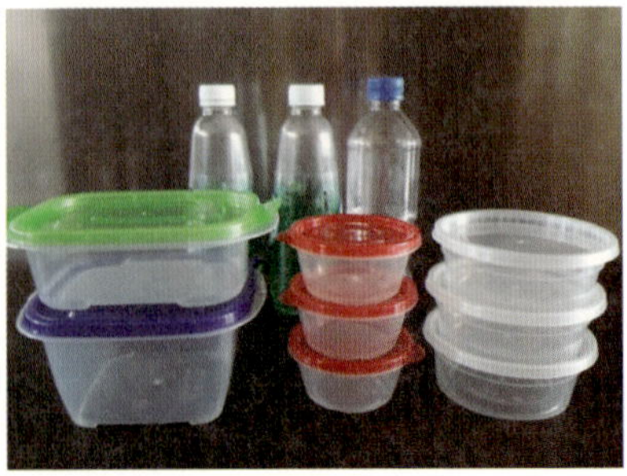

일회용 용기와 포장재

일회용 용기와 포장재의 개발로 음식물이 쏟아지지 않은 채, 목적지까지 운반될 수 있어서 생활이 참으로 편리해진 것은 사실이나 사람들의 건강과 환경에 나쁜 영향을 끼칠 수 있다.

환경호르몬이란?

생체호르몬

'생체 호르몬'은 우리들의 체내에서 필요에 따라 극히 미량으로 만들어지는 화학물질로서 혈액을 통하여 운반되어 몸의 활동이 잘 되도록 여러 세포에 지령을 주기 위한 정보전달 물질이다.

- 생체호르몬: 몸의 활동이 잘 되도록 여러 세포에 지령을 주기 위한 정보전달 물질

환경호르몬

하지만, 그에 반하여 환경호르몬은 환경 내에 존재하여 생체 호르몬계에 영향을 주는 화학물질로서 미국 환경 보호청 (Environmental Protection Agency, EPA)에 따르면, '체내의 천연호르몬의 합성, 분비, 수송, 결합, 작용 또는 배설을 방해하는 외인성 물질'이라고 규정 짓고

있다. 다시 말하면, 외부로부터 우리 몸 속에 들어와서 생체호르몬의 작용을 저해하는 물질이라고 할 수 있다[13].

- 환경호르몬: 외부로부터 우리 몸 속에 들어와서 생체호르몬의 작용을 저해하는 물질

생활 속 환경호르몬

PVC 플라스틱 제품 소각 시

플라스틱 (plastic)이라는 의미는 변형시키면 새로운 모양을 유지하는 물질이라는 뜻인데, 많은 고분자는 따뜻할 때 뒤틀거나 늘리는 등의 구조 변형이 가능하고 냉각시키면 변형된 모양을 유지하게 되어, 수많은 생활용품들로 탄생되는 것이다.

폴리염화비닐인 PVC (Poly Vinyl Chloride)는 '비닐'이라는 이름으로 많이 알려져 있는데, 주로 파이프, 전선 피복, 장난감, 비닐 장판, 벽지, 전시용 모조 음식물, 조화, 포장지 (wrap) 등의 용도로 사용되고 있다.

원래는 매우 단단해서 자체로는 가공이 어려웠으나 쓸모가 생긴 이유가 바로 '가소제'로 인함인데, PVC 수지에 가소제를 넣으면 열가소성이 증가하여 고온에서 가공이 용이하게 되어 유연성이 있는 포장지나 모조 식품, 조화를 만들 수 있게 된다. 하지만 가소제의 부작용으로, 가열 시 발생되는 염화수소 (HCl)가스가 열분해를 촉진시켜 발암물질인 PCBs (Poly Chlorinated Biphenyls)를 배출하게 되므로 PVC 포장지로 싸인 음식물을 전자레인지로 데우거나 쓰레기 소각 시, 환경

호르몬이 우리 몸으로 들어 올 수 있게 된다.

폴리에틸렌 (Poly Ethylene, PE)으로 만들어진 포장지는 PVC 포장지에 비해 점착력은 떨어지지만, 포장지를 만들 때 가소제를 사용하지 않고 구조적으로 가지를 많이 만들어 유연하도록 만들기 때문에, 건강 측면에서는 긍정적이라 할 수 있다. 그러므로, 쓰레기 분리 수거 시에 반드시 소각용 폐플라스틱에는 PVC가 섞이지 않도록 철저히 분리를 해야 한다.

- PVC포장지: PVC랩으로 싸인 음식물을 전자레인지로 데우거나 쓰레기 소각 시, 환경호르몬이 우리 몸으로 들어 올 수 있게 됨
- 폴리에틸렌 (PE) 포장지: 점착력은 떨어지지만, 건강 측면에서는 긍정적이라 할 수 있음

바다에서의 기름 유출 사고 시

지난 2007년도에 서해 바다인 태안반도에서 원유 유출 사고가 있었을 때, 많은 자원봉사자들이 원유로 오염된 바위와 돌을 부직포 걸레를 이용하여 직접 닦던 장면들이 텔레비전에 비춰진 적이 있었다. 많은 사람들은 과학적인 방법으로 문제를 해결하지 않고, 굳이 원시적인 방법으로 해야 하느냐는 질문도 많이 하였다.

하지만, 과학적인 방법으로 해결하는 것이 결코 간단하지 않음은, 바다 위에 퍼져 있는 원유를 태운다면 '대기오염'을 일으킬 수 있고, 화학적인 방법으로 계면활성제를 이용하면 기름이 물에 미세한 입자로 분산되어, 일부는 바다에 가라앉기도 하는 또 다른 환경오염을 낳을 수 있으며, 원유를 먹고 사는 미생물을 이용하여 해결하고자 하는 방

법 또한 우리가 예상하지 못하는 2차 환경오염을 일으킬 수 있다는 이유에서다.

오염된 바다가 회복되기까지는 많은 시간이 걸리며, 이런 환경에서 서식하는 어류, 어패류, 해조류를 먹게 되면, 화학물질인 환경호르몬이 우리들의 몸 속으로 들어 오게 되는 것이다.

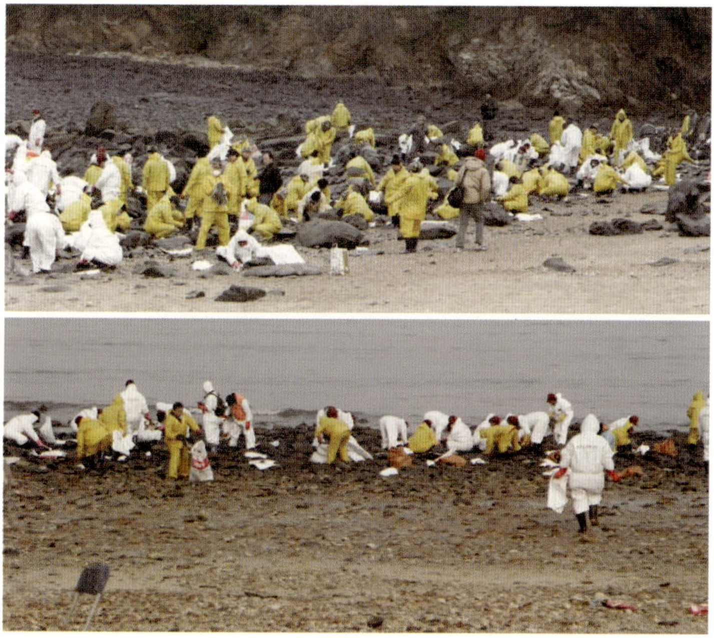

태안반도 원유 유출 사고 시, 오염된 바위와 돌을 부직포 걸레로 닦는 모습

과학적인 방법으로 해결하는 것이 결코 간단하지 않음은, 유출된 원유를 소각 시, 대기오염을 일으킬 수 있고, 화학적, 생물학적인 방법도 우리가 예상하지 못하는 2차 환경오염을 일으킬 수 있기 때문이다.

유제품, 육류, 과일, 채소를 통하여

성장호르몬, 항생제를 맞고 제초제가 뿌려져 있는 풀을 먹고 자란 소의 육류나 유제품, 중금속으로 오염된 토양에서 자란 농작물, 살충제를 뿌려 재배한 과일 및 채소, 유제품을 싸고 있는 비닐 포장지 등을 통해서도 환경호르몬에 노출이 되기 쉽다.

통조림 속 비스페놀A

비스페놀 A는 통조림 캔 내부의 부식을 막기 위하여 코팅제로 사용하는 에폭시 수지의 원료인데, 수지(고분자)를 만들 때 반응하지 않은 비스페놀A가 미량으로 남아 있어서, 그것이 오래 보존될 때 용출될 가능성이 있다.

새집 증후군

새집 증후군이란 아파트나 건물을 새로 지을 때 사용되는 건축 자재인 벽지, 바닥재 등에서 나오는 유해 물질로 인해 눈, 코, 목을 자극하는 등 건강상 문제를 일으킨다는 뜻이다. 특히, 페인트와 접착제의 유기 용매 등에서 발생되는 휘발성 유기화합물 (Volatile Organic Compound, VOC)이 원인이 된다.

- 생활 속 환경호르몬: 페인트와 접착제의 유기용매, 성장호르몬, 항생제를 맞고 제초제가 뿌려져 있는 풀을 먹고 자란 소의 육류나 유제품, 비닐 포장재, 오염된 토양에서 살충제를 뿌려 재배된 농작물, 통조림 캔 내부에 사용된 코팅제, 오염된 바다에서 서식하는 어류를 통하여 환경호르몬이 우리들의 몸속으로 들어 올 수 있음

환경호르몬이 인체에 미치는 영향

환경호르몬은 특히 생식 기능에 문제를 가져온다. 임산부의 경우, 조기 유산과 기형아를 출산할 수 있고, 어린이의 경우, 조기 사춘기와 정신, 행동발달에 장애를 일으킬 수 있으며, 성인 남녀에서는 생식기관의 이상, 생식 기능 장해, 자궁근종, 불임, 유방암과 같은 암 발병률의 증가와 면역 기능 저하를 일으킨다[13].

- 인체에 미치는 영향: 기형아 출산, 조기사춘기, 생식 기능 장해, 암 발생, 면역력 저하

환경호르몬에의 노출을 줄이기 위한 노력

유기용제로 드라이클리닝한 옷은 통풍이 잘 되는 곳에 걸어둔 후 옷장에 보관을 하고, 합성방향제보다는 오렌지껍질이나 잘 말려진 천연 허브로 향낭을 만들어 사용하는 것이 좋으며, 세탁 시 세제의 남용은 물론이고 적정량보다 좀 적게 사용하는 노력이 필요하고, 일회용 커피 포장지로 커피를 젓는다든지, 건어물을 신문지로 싸서 보관하는 행동은 피해야 한다.

또한, 실내공기를 자주 환기시키고, 실내공기 정화에 도움이 되는 식물을 키우는 것도 도움이 되며, 먼지 속에 납과 같은 중금속이 들어있을 수 있기 때문에 청소를 할 때면, 진공청소기를 이용하는 것이 바람직하다.

물은 노폐물을 배설하는 데 상당히 도움이 되므로, 하루에 1.5리터

정도 섭취하고, 운동과 더불어 섬유질, 비타민, 무기질이 풍부한 유기농 과일, 채소를 섭취하는 것도 환경호르몬을 배출하는 데 상당히 도움이 된다.

- 유기농: 일체의 화학 비료와 유기 합성 농약을 사용하지 않고, 유기물과 미생물 등 자연적인 자재만을 사용하는 농법

결론적으로 아기용품인 종이기저귀, PVC 플라스틱 생활용품을 비롯한 일회용품의 사용과 쓰레기의 분량을 줄여야 하며, 인스턴트 식품, 전자레인지 이용도 자제할 필요가 있다. 또한, 가능하면, 유기농산물을 이용하고, 아기에게는 모유를 먹이고, 제철 농·수산물을 이용하여 직접 가정에서 음식을 조리하는 등의 '슬로우(slow) 살기 운동'을 실천하는 길이 환경호르몬으로부터 우리 몸을 지키는 데 조금이나마 도움이 되리라 생각한다.

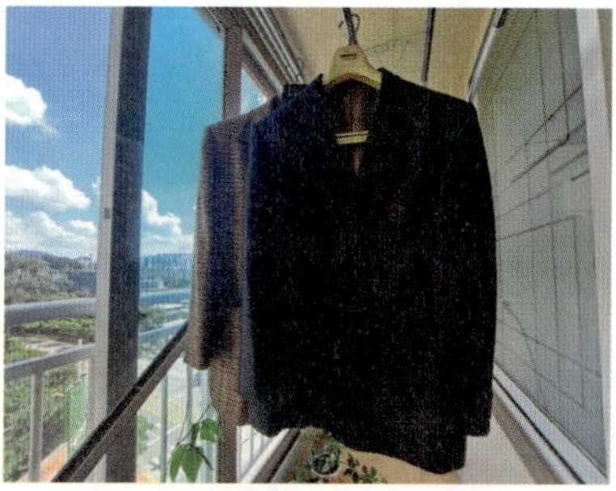

드라이클리닝한 옷은 통풍이
잘 되는 곳에 걸어둔 후, 보관

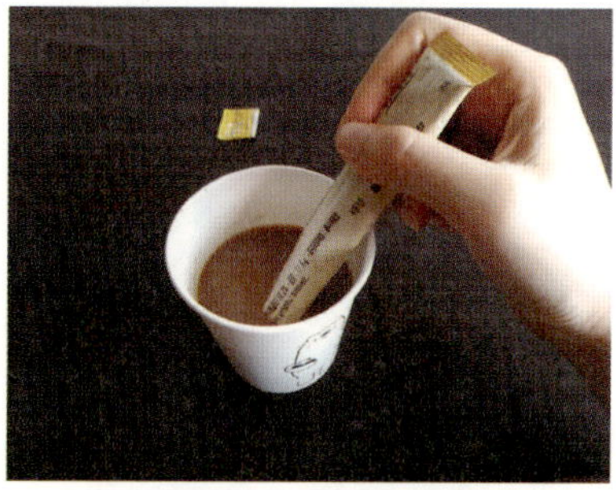

일회용 커피포장지로 젓지 않기

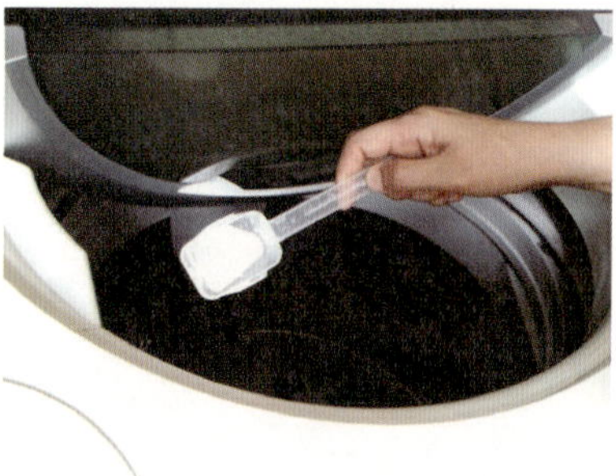

적정량보다 적은 양의 세제 사용

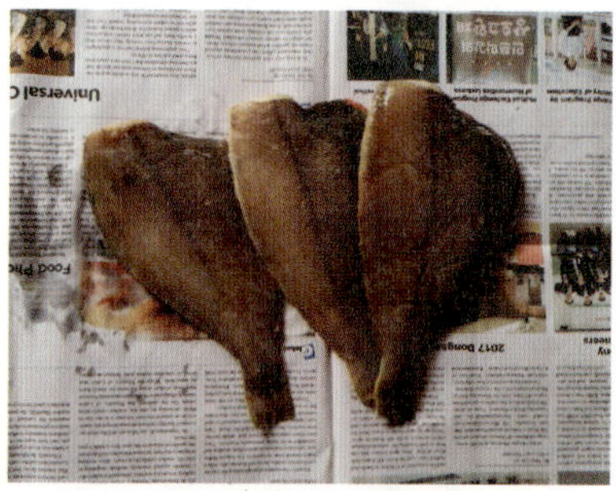

신문지로 건어물을 포장하지 않음

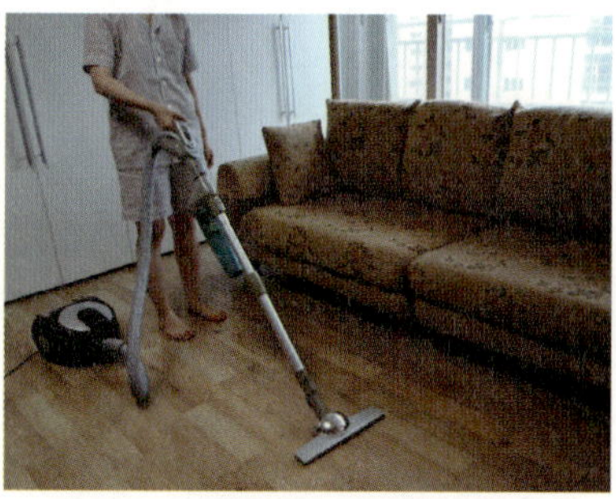

진공청소기 사용

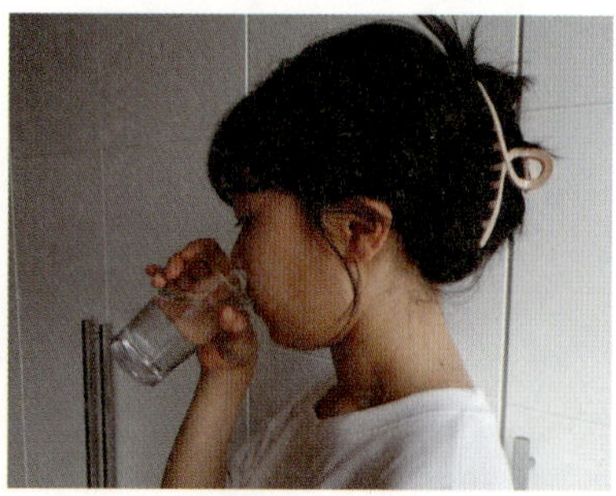

수분섭취 (1.5리터 가량)

환경호르몬에의 노출을 줄이기 위한 노력

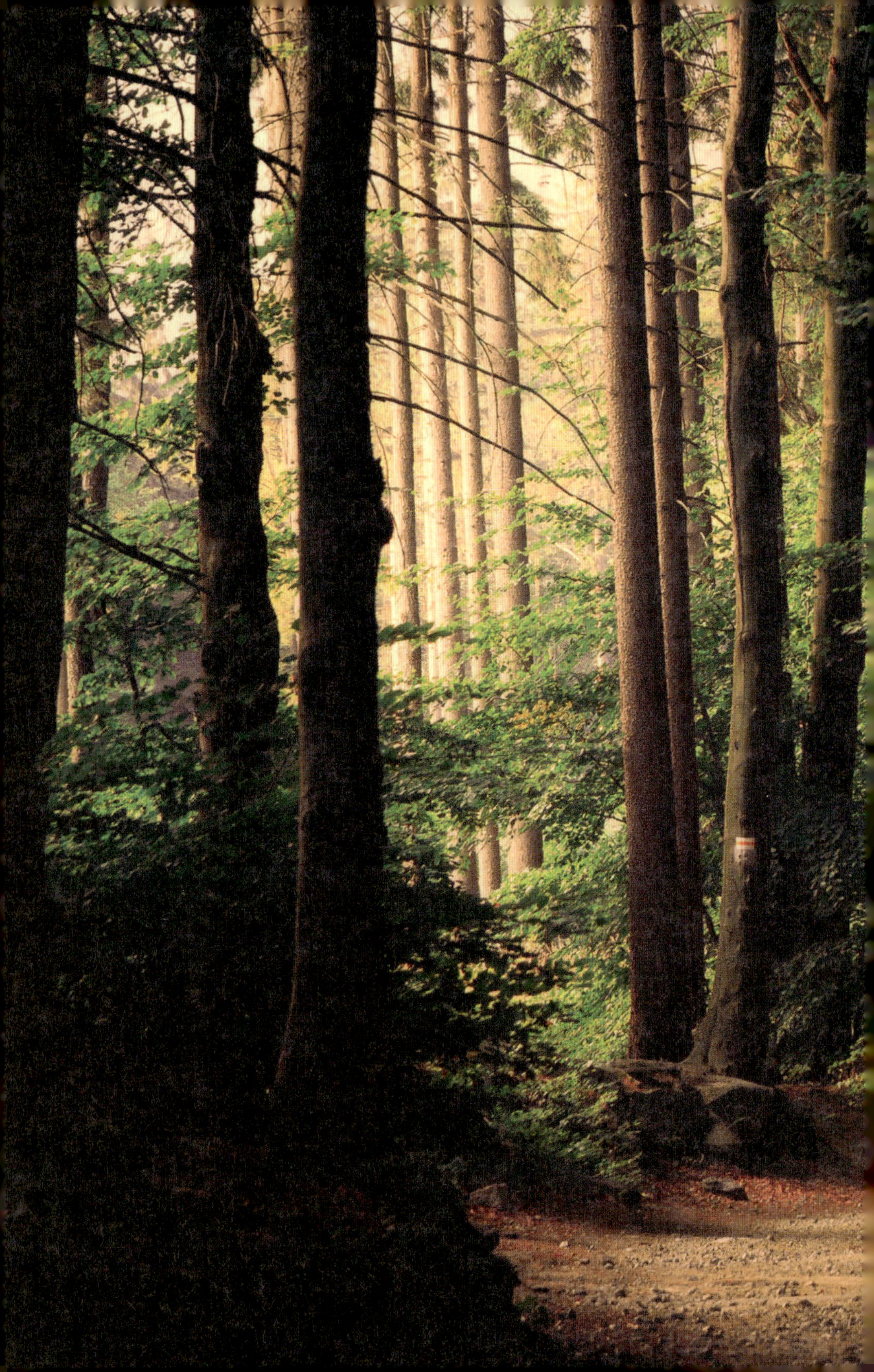

힐링(Healing)에 관한 이야기

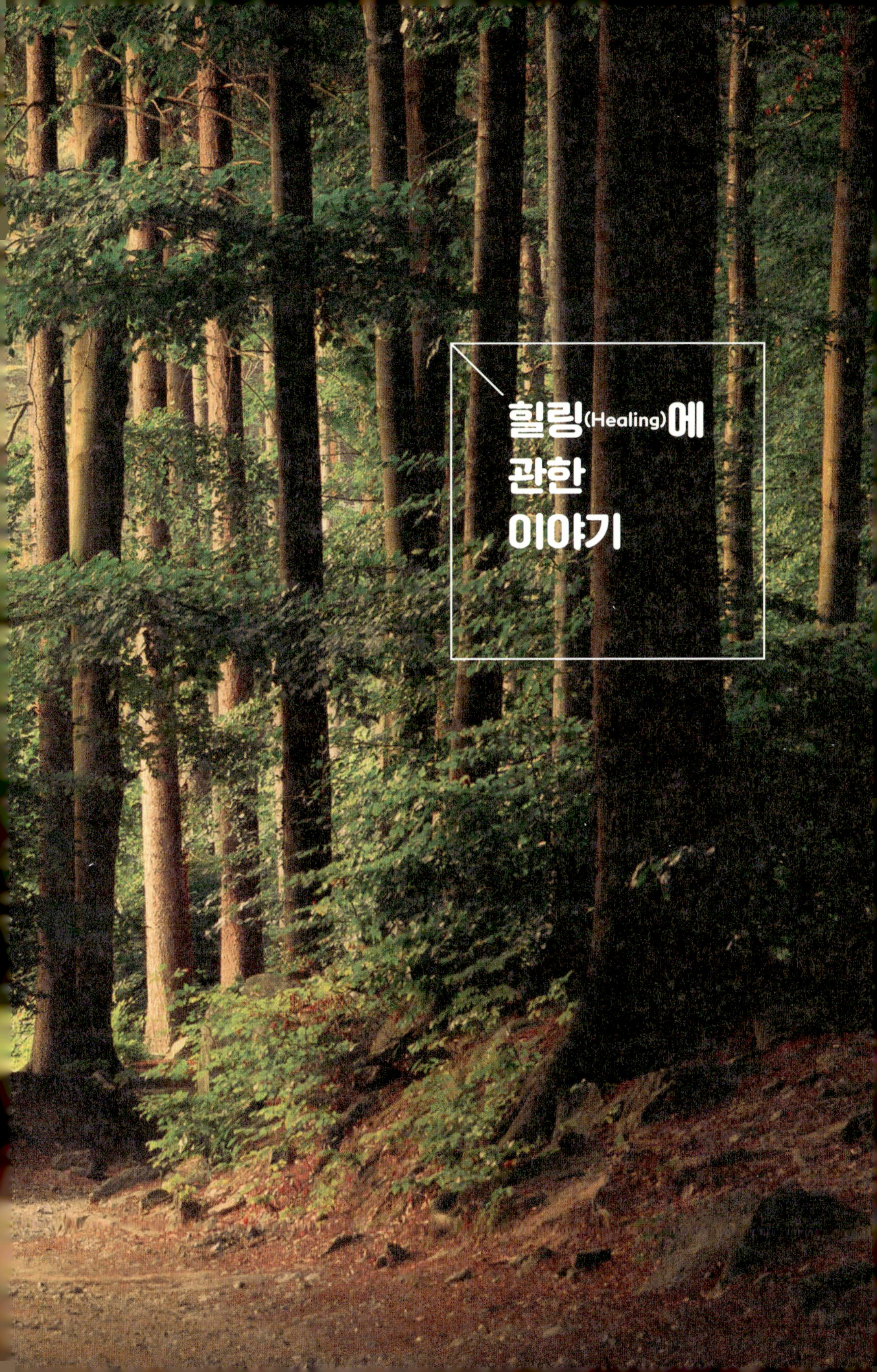

제3부

힐링 (Healing)에 관한 이야기

7장 아로마테라피 (Aromatherapy, 향기요법)

8장 건강한 피부

9장 차 (Tea)와 카페인 (Caffeine)

10장 유산균

7장

아로마테라피
(Aromatherapy, 향기요법)

얼마 전만 해도, 바깥 볼일을 보다가 급히 화장실 갈 일이 생기면, 공공시설의 화장실 가는 것이 선뜻 내키지 않았던 경험이 한 번쯤은 있었을 것이다. 지금은 백화점 화장실뿐만 아니라 고속버스 휴게소의 화장실이 깨끗한 것은 물론이고 커피 볶는 향으로 인하여 화장실에 머무는 시간이 얼마나 행복한지 모른다. 근래에는 향기로 소비자들의 구매욕구를 자극시키는 '향기 마케팅'을 통하여 브랜드의 이미지를 구축하여 수익창출에 힘쓰는 기업들도 많은 줄 안다.

실제로 우리가 좋은 냄새를 맡거나 화장을 했을 때 화장품에서 나는 향기 성분들은 단순히 우리의 기분만 좋아지게 하는지, 아니면 우리 몸이 받고 있는 스트레스를 줄여 주거나 질병을 치료하는 또 다른 혜택을 주는지에 대하여 알아보고자 한다.

향료 사용의 역사

향료 사용에 관한 흔적을 4천여 년 전, 고대인들의 유적과 기록에서 찾아볼 수 있는데, 대부분의 향료들은 식물 자원에서 얻을 수가 있었다. 이집트에서는 신에 대한 경의를 표하기 위하여 향을 피우기 시작하였으며, 장례를 준비하는 절차 중, 미이라를 만드는 과정에서 식물의 정유 (essential oil) 성분의 항균효과로 인하여 시신을 영구히 보존하는 것이 가능하게 되었다. 또한, 향유를 몸에 바르고 화장을 하는 것은 불길한 마법을 피하기 위함이었는데, 이것은 의료용품으로 사용되었다. 아프리카의 눈부신 태양으로부터 눈을 보호할 목적으로 눈에 그늘을 지우기 위해 사용된 의료용품이 현재 화장품으로 사용되고 있는 마스카라 (mascara)이다. 이미 이집트인들은 돼지기름이나 양기름 같은 동물의 기름에 향기가 잘 흡수되어지는 성질이 있다는 것을 알고 있었으며, 오늘날 이집트는 세계 무역시장에서 가장 큰 천연 향료 식물 생산국 중 하나이다[14].

- 식물의 정유(essential oil): 식물에서 분리된 휘발성 성분의 집합체로서, 좋은 향기와 항균효과로 인하여 향장품, 식품, 의약품, 샴푸, 비누 등 생활용품 제조에 사용됨
- 대부분 향료의 자원: 식물

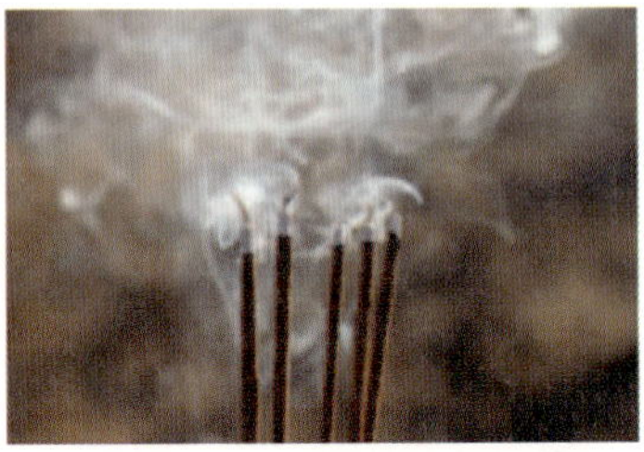

신에 대한 경의를 표하기 위하여

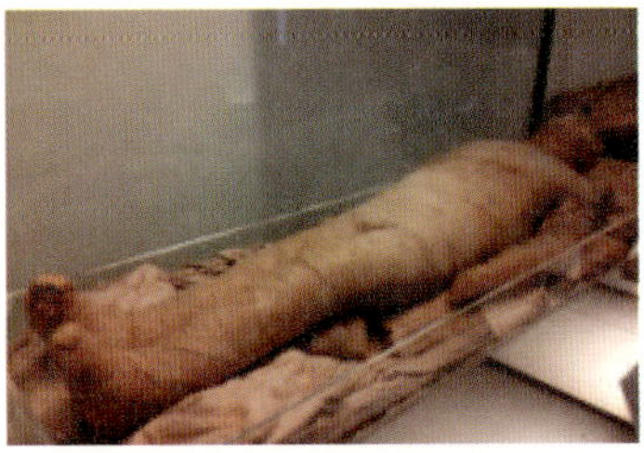

시신의 영구 보존을 위하여

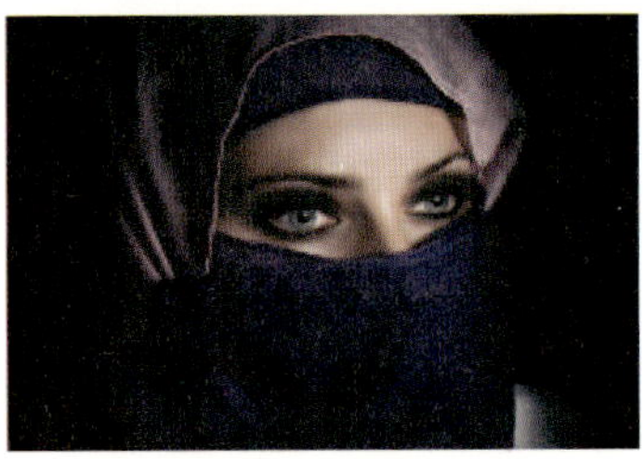

불길한 마법을 피하기 위하여

고대인들의 향료 사용

이집트에서는 신에 대한 경의를 표하기 위하여, 장례를 준비하는 미이라를 만드는 과정에서, 화장을 함으로써 불길한 마법을 피하기 위하여 향료를 사용하였다.

Aroma, Fragrance, Flavor, Odor 의미

아로마 (aroma)는 감각 기관인 코를 통해 맡을 때 좋은 냄새 (sweet smell)가 느껴지며, 영어로는 'fragrance'이고, 프랑스어로 빠르펭 (parfum)이라고도 하며, 생물의 후각을 자극하여 생리 및 심리 현상에 영향을 주는 휘발성 물질이라고 정의될 수 있다. 주로 화장품, 향수, 방향제, 샴푸, 비누, 꽃 향기 등에서 나는 향기로운 냄새를 의미한다.

식품에서는 혀에 느껴지는 향기로운 맛이라는 뜻으로 풍미 (flavor)라고 부르는데, 이는 "후각과 미각이 협동으로 느껴지는 맛을 지닌 물질"이란 뜻이다. 쉬운 예로, 도넛 가게를 지나갈 때에, 달달한 냄새로 인하여 입안에 침이 고이는 현상이나 감기가 걸렸을 때, 음식을 먹어도 맛을 느끼지 못함은 코로 음식의 맛있는 냄새를 맡을 수 없기 때문인 것이다.

보통 냄새라는 의미로 영어로는 'smell', 'odor', 'scent' 등이 사용되는데, 예를 들어, 염색공단이나 폐수에서 나는 냄새와 같이 환경적인 의미를 지닌 'odor'는 나쁜 냄새라는 뜻이 강하고, 'scent'는 좋은 냄새라는 뜻으로 아로마의 의미에 가깝다[22].

- Aroma, fragrance, perfume, scent: 좋은 냄새라는 의미로 사용
- Odor: 환경적인 의미로 나쁜 냄새를 뜻함
- Flavor: 후각과 미각이 협동으로 느끼는 맛을 지닌 물질 (식품에서 사용)
- 아로마는 향기의 종류가 아니라 '좋은 냄새'라는 뜻

아로마 (향기)의 특성

앞에서 언급한 대로 첫째, 아로마는 잘 날아가는 성질인 휘발성을 지닌 물질이며, 공기 중이나 햇빛에 노출 되었을 때, 산화 (oxidation)가 되거나 좋지 못한 냄새로 변질될 가능성이 크다. 이러한 이유로 대부분의 향장품들은 갈색병이나 불투명한 용기에 들어 있는 것이다. 화장품을 개봉했을 때에도, 화장품 냉장고에 보관하는 것이 좋다고 하는 이유가 변질되는 속도를 늦추어 주기 때문이다.

둘째, 향기 성분 (아로마)들은 환경적인 요인에 따라 냄새가 바뀔 정도로 민감하다. 농촌에서는 여름철에 새벽 해 뜰 무렵, 밭에 나가서 일을 하다가 햇빛이 따가워지는 시간대를 피해서 다시 해가 넘어 갈 무렵, 밭에 나가서 일을 한다고 한다. 이때, 숲에서 나무들이 뿜어 내는 냄새가 새벽녘과 밤에 귀가할 때 나는 냄새가 다르다고 하는데, 그 이유는 아로마 성분들은 온도와 습도, 생명체의 바이오 사이클 (bio-cycle) 등에 영향을 받기 때문이며, 바람이나 곤충들의 공격은 식물들에게 스트레스로 작용되어 이에 따라서도 내뿜는 냄새가 달라지는 것이다.

셋째, 농도에 따라서도 냄새가 달라진다. 예를 들어, 대부분의 꽃의 향기 성분에서 검출되어지는 인돌 (indole)이라는 성분은 곤충의 공격으로부터 식물체를 보호 하는 기능 (plant defense system)을 하는데, 농도가 진할 때는 분뇨 냄새 (fecal odor)를 내지만, 묽은 농도에서는 쟈스민 (jasmine) 향과 같은 아주 기분 좋은 향기를 풍긴다. 그러므로 화장이나 향수를 너무 과하게 사용하지 않아야 하는 이유는 향기의 농도가 진해지면, 역한 냄새를 풍기기 때문인 것이다.

- 산화 (oxidation): 공기 중 산소와의 화학반응
- 아로마의 특성: 공기나 햇빛에 노출되었을 때, 산화되거나 좋지 못한 냄새로 변질될 가능성 큼, 환경적인 요인에 따라 향기가 바뀔 정도로 민감함, 농도에 따라서도 냄새가 달라짐

천연 향료 자원

천연 향료의 자원은 주로 식물로부터 얻어지고 극히 일부 동물, 미생물 또는 발효 식품을 통해서 얻을 수 있다. 하지만 천연향료의 값이 비싸다 보니, 최근에는 합성을 통하여 대량 생산을 추구하고 있는 실정이다.

동물성 자원 중, 인도 북부, 히말라야, 중국 운남성, 중앙 아시아 고원에 서식하는 사향노루의 수컷의 배꼽과 생식기 사이를 둘러싸고 있는 향낭을 말린 사향 (musk)은 매우 고가일 뿐만 아니라 멸종을 방지하려는 동물보호운동과 희소성 때문에 구입이 힘들다.

또한, 에티오피아, 기니아, 세네갈 지역에 서식하는 사향고양이 (civet cat)의 항문 가까이 있는 분비선에서 나오는 반죽상의 기름 물질인 시베트 (civet)는 클레오파트라가 남성을 유혹하기 위하여 시베트를 몸에 지니고 다녔다는 유명한 일화가 전해 오고 있다.

향유고래 (sperm whale)의 대장에 생긴 병적인 결석 덩어리에서 유래된 용연향 (ambergris)은 결석이 체외로 배설되어 바다 물 위에 떠다니면서 오랫동안 햇빛에 노출이 되어 회색 빛이 날수록 꽃 향기가 뛰어나다고 알려져 있지만, 이것을 입수하기가 매우 어렵다.

캐나다 또는 시베리아에 서식하는 비버 (beaver)의 생식기에 있

는 씨앗모양의 덩어리와 크림상의 분비물을 건조한 것을 해리향 (castoreum)이라 부르고, 그 밖의 동물성 향료는 잘 알려져 있지 않다 [22].

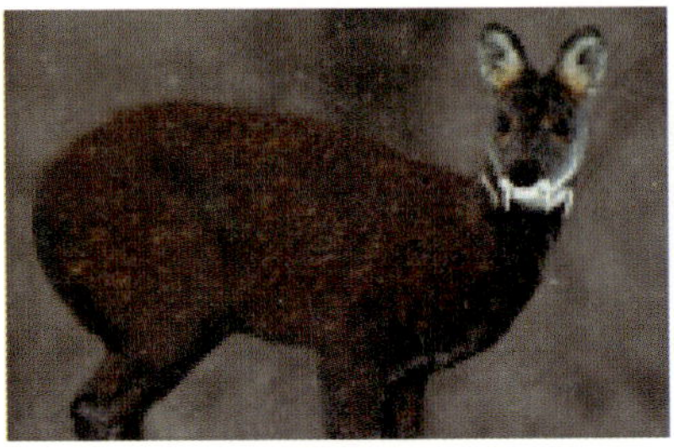

사향노루

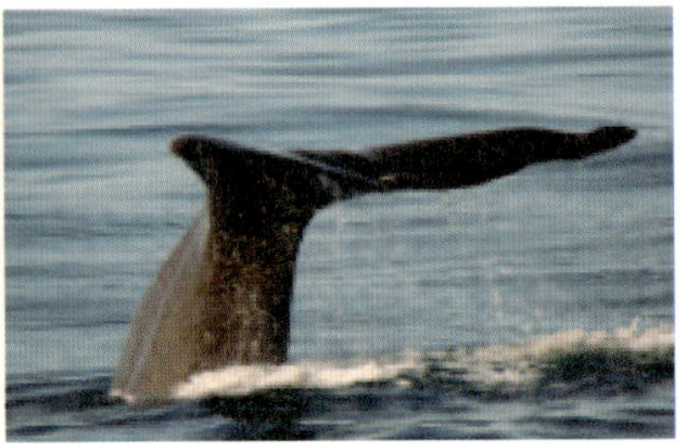

향유고래

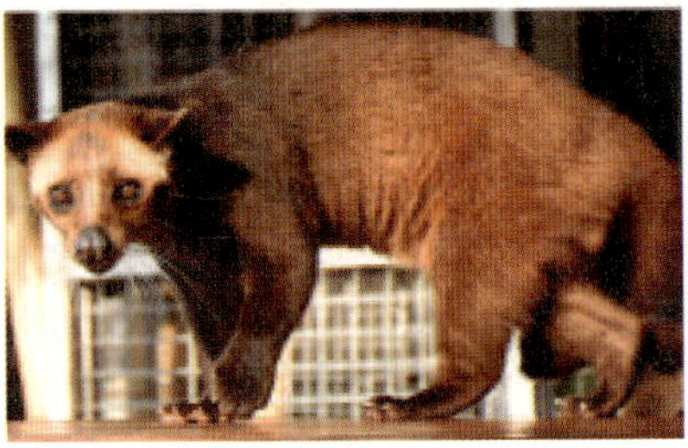

사향고양이

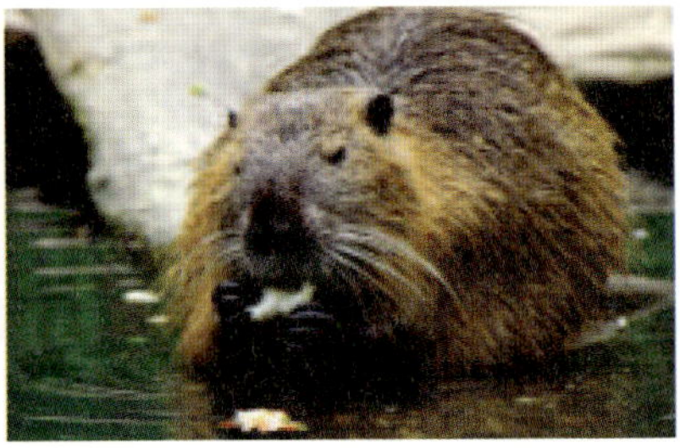

비버

동물성 향료 자원

동물성 향료자원으로 사향노루의 사향 (musk), 사향고양이의 시베트 (civet), 향유고래의 용연향 (ambergris), 비버의 해리향 (castoreum)이 알려져 있다.

피톤치드 (Phytoncide)

대체로 식물들은 기후, 토양, 품종, 원산지, 수확시기, 식물의 부위에 따라 향기 성분의 조성이 달라지며, 또한 외부로부터의 적, 곤충 (insect), 박테리아 (bacteria), 바이러스 (virus), 미생물

(microorganism), 전자파나 열에너지의 복사 (radiation), 토양이나 해풍에 포함되어 있는 소금 (salt), 오염물 (pollution)로부터 식물 자신을 방어하기 위하여, 또 품종 간 경쟁으로 인하여 향기 성분의 조성과 함량의 차이가 난다. 이때, 식물들이 발산하는 휘발성 성분을 이차 대사산물 (secondary metabolites)이라고 하고, 이차 대사산물은 일차 대사산물처럼 생물체의 생명 유지와 같은 기본적인 대사에 관여하지는 않지만, 특유의 생리 활성을 갖는 저분자의 유기화합물로서 '피톤치드 (phytoncide)' 라고 부른다.

피톤치드는 식물에서 유래된 살균물질이라는 뜻으로 주성분이 테르펜 (terpene) 계통의 휘발성 유기화합물로 구성되어 있다. 그러므로, 식물의 향기 성분들은 단순히 좋은 냄새를 풍길 뿐만 아니라 치료 효과가 있다는 사실이 놀라울 따름이다.

낮 시간 동안, 식물들의 광합성 작용이 활발하고, 오전 10시~오후 2시 사이에는 피톤치드가 가장 강하므로, 맑은 공기뿐만 아니라 치료 효과를 누리기 위해서는 아침 산행을 권해 주고 싶다. 또한, 피톤치드를 이용한 손 소독제, 방향제 등은 감염병 시대를 살아가는 우리들에게 많은 도움이 되고 있다는 것은 명백한 사실이다.

- 광합성 작용: 식물의 엽록소와 햇빛, 이산화탄소, 물을 이용하여 식물이 자라는 데 필요한 영양분과 산소를 만들어내는 반응
- 피톤치드: 식물이 발산하는 이차 대사산물로서 휘발성 살균물질

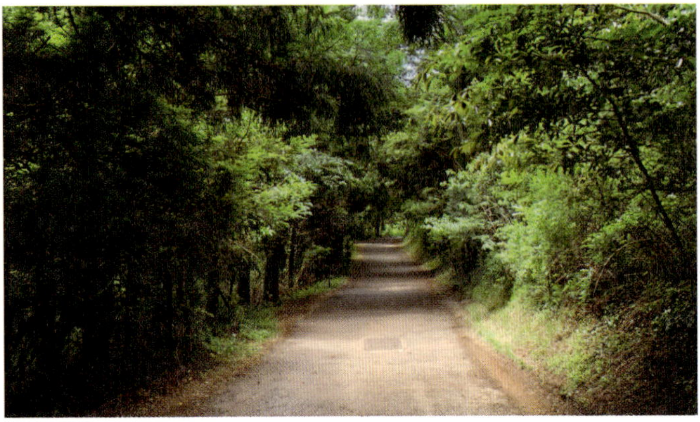

피톤치드

오전 10시~오후 2시 사이에는 피톤치드가 가장 강하므로, 치료 효과를 누리기 위해서는 아침 산행이 좋으며, 피톤치드는 감염병 시대에 필수불가결한 존재이다.

천연 향료의 추출법

수증기 증류 (Steam distillation)

식물로부터 휘발성 향기 성분을 추출하는 기술 (technology) 중 '수증기 증류법'이 있는데, 뜨거운 증기를 천연 식물에 불어 넣으면서, 식물 시료에 열을 가하여 휘발성 성분을 증기화한 다음 냉각기를 통해 응축시켜 액체상으로 회수 분리하는 기술이다. 이때, 응축되어져서 액체상으로 분리된 것을 '정유 (essential oil)'라고 하며, 수증기 증류 시, 불어넣은 뜨거운 증기도 냉각기를 통해 응축되어 물이 됨으로 정유 성분이 물 위에 뜨게 된다. 정유 성분의 극히 일부는 물 속에 남게 되는데 이것을 '하이드로솔 (hydrosol)'이라고 부르며, 물에 일부 남아 있는 정유 성분으로 인하여 매우 향기로우며, 스킨으로 사용할 수 있다.

건조된 라벤더 (lavender), 225kg을 수증기 증류를 하게 될 때, 얻어지는 정유의 양은 0.75ml밖에 되지 않는다. 천연 향료를 이용한 향장품들의 가격이 비싼 이유가 바로 여기에 있는 것이다.

- 정유 (essential oil): 수증기 증류법에 의해 천연식물로부터 얻어지는 휘발성 성분들이 응축된 액체상의 물질
- 하이드로솔 (hydrosol): 수증기증류 후, 극히 일부분의 정유성분을 함유하고 있는 물, 스킨으로 사용되어짐

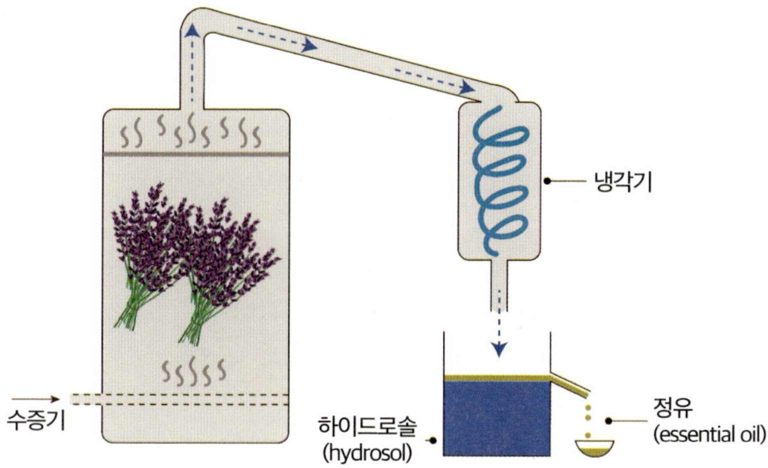

수증기 증류 ©고명지, 2021

수증기 증류법은 뜨거운 증기를 천연 식물에 불어 넣으면서, 식물 시료에 열을 가하여 휘발성 성분을 증기화한 다음, 냉각기를 통해 응축시켜 액체상으로 회수 분리하는 기술이다.

앙플뢰라주 (Enfleurage)

앙플뢰라주는 꽃 향기 성분을 추출하기 위하여 한때 많이 이용되었다. 우지 (beef tallow) 40%와 돈지 (lard) 60% 혼합기름을 유리판 양면에 얇게 발라 받침 틀(chassis)에 걸어놓고, 그 양쪽에 꽃들을 가볍게 널어주면 꽃 향기가 유지에 흡수된다. 이런 방식으로 꽃 향기가 스며 들게 하여 얻은 것을 포마드 (pomade)라 부른다. 이렇게 얻어진 포마드를 긁어 모아 순수한 알코올에 녹인 후, 냉장고에 넣어두면 굳어진 유지와 향기성분을 분리할 수 있다. 이미 오래 전부터 유럽에서는 향수가 발달되어 왔는데, 프랑스와 그리스에서 포마드의 생산을 과거에는 많이 했었다[22].

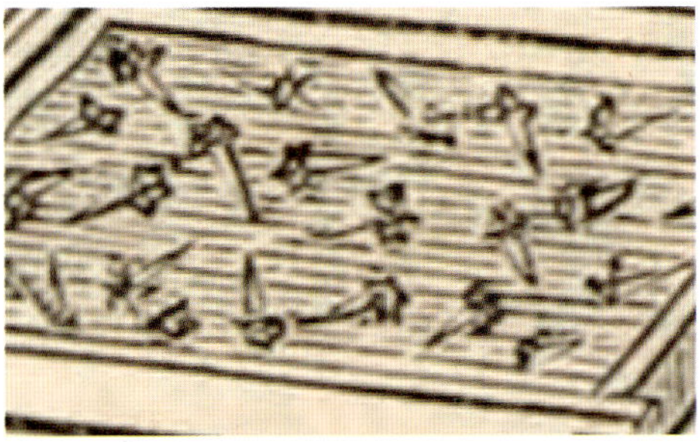

앙플뢰라주

앙플뢰라주는 꽃 향기 성분을 유지에 흡수시킨 후, 알코올로 녹여서 추출하는 방법이다.

압착법 (Expression)

압착법은 향료 추출에 매우 제한적으로만 이용된다. 시트러스 (citrus)속 식물인 오렌지 (orange), 라임 (lime), 베르가못 (bergamot), 레몬 (lemon)의 신선한 과일 껍질을 벗겨 압착하여 정유를 얻는다[22]. 오렌지 껍질을 벗겨낼 때, 손에 묻어나는 기름지고 미끈미끈한 향기로운 성분이 바로 오렌지의 정유 성분인 것이다.

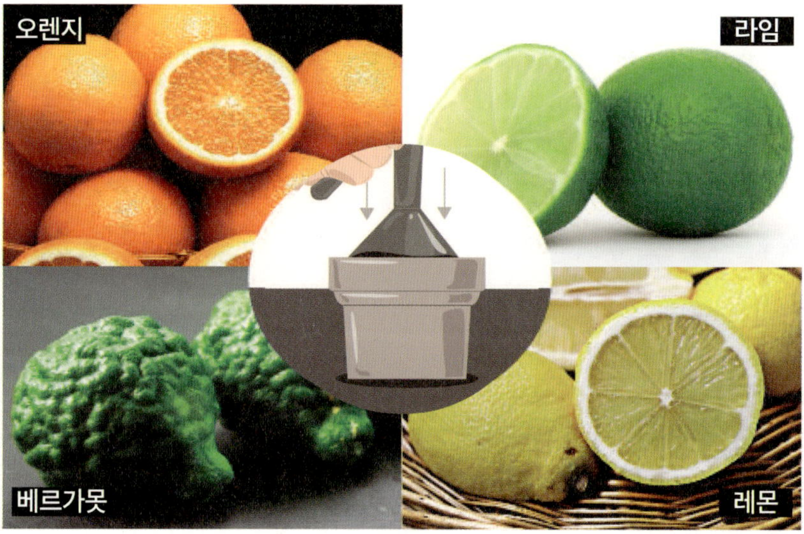

압착법

압착기©고명지,2021

압착법은 시트러스 (citrus)속 식물인 오렌지, 라임, 베르가못, 레몬의 신선한 과일 껍질을 벗겨 압착하여 정유를 얻는다.

천연 향료 분석 기술

오늘날의 천연 향료 분석 기술로서 기체크로마토그래프-질량분석법(Gas Chromatography/Mass Spectrometry, GC/MS)이 가장 널리 이용되고 있다. 향기를 구성하고 있는 각 성분을 확인할 수 있으며, 얼마만큼의 양이 들어 있고, 각 성분의 조성 비를 알 수 있는 분석법이다.

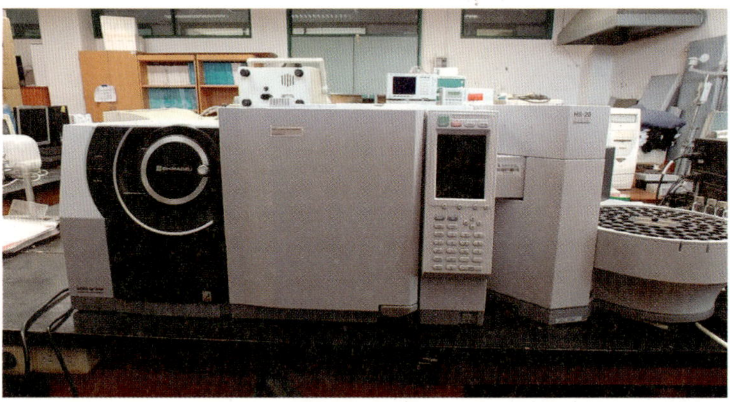

GC/MS 분석 장비

기체크로마토그래프-질량분석법은 향기를 구성하고 있는 성분의 확인과 함량 및 각 성분의 조성 비를 확인 할 수 있는 분석법이다.

아로마테라피 (Aromatherapy)

아로마테라피의 뜻과 역사

아로마테라피는 향기를 의미하는 '아로마 (aroma)'와 치료를 의미하는 '테라피 (therapy)'의 합성어이며, 1910년에 프랑스의 화학자 René-Maurice Gattefossé가 처음으로 그의 손에 입었던 화상을 치료하기 위하여 라벤더 오일 (lavender oil)을 사용하게 되었다. 그 이후, 세계 제2차대전 (1939년~1945년) 중, 부상당한 군사들을 치료하는데 식물의 정유가 사용되었으며 전쟁이 끝난 후, 식물의 정유성분의 항균 작용 (antimicrobial activity)에 관하여 연구가 진행되었다.

정유 (Essential oil)란?

국제 표준화 기구 (International Organization for Standardization, ISO)에 의하면, 정유란, 천연물을 수증기 증류를 하거나 시트러스 (citrus)속 식물의 껍질을 벗겨 압착하여 얻어지는 것으로, 수증기 증류 후에는 정유 성분이 물과 분리된다고 정의를 하고 있다.

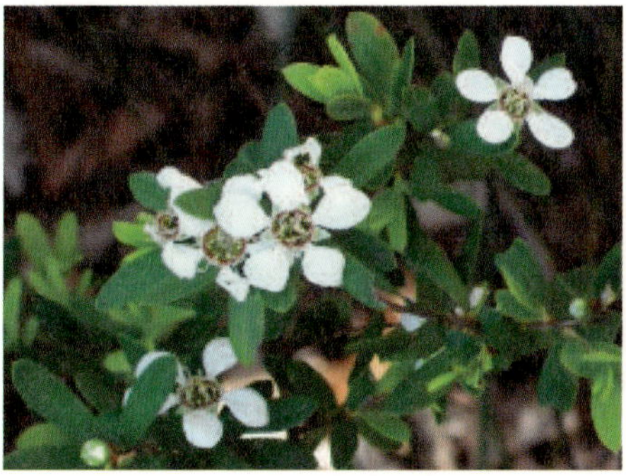
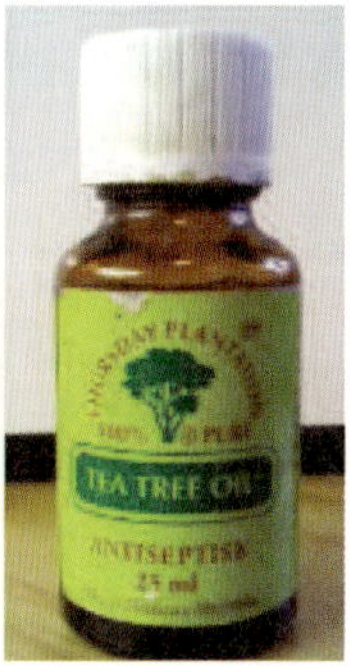

정유

국제 표준화 기구 (ISO)에 의하면, 정유는 천연물을 수증기 증류를 하거나 시트러스 (citrus)속 식물의 껍질을 벗겨 압착하여 얻어지는 것이다.

정유의 작용

정유는 생물체로부터 얻어지는 천연물질로서 기본작용으로는 항균작용과 방부효과 (antiseptic)를 나타낸다. 이러한 이유로 병원 실내 공기 정화를 통한 감염 예방 및 환자의 안정, 해독작용, 마사지와 흡입을 통하여 백혈구를 자극시키고 자연적인 방어력을 증강시킨다. 의학적인 치료 목적으로 사용될 때는 반드시 의사의 진단 조언에 따라야 한다.

또한, 천연 해충 퇴치제와 살충제로서의 작용을 하기 때문에 한 여름 밤에 상쾌한 레몬향의 시트로넬라 (citronella), 레몬과 비슷한 강한 허브향을 풍기는 레몬그래스 (lemongrass)와 같은 허브의 정유성분으로 스프레이를 만들어 뿌려준다면 좋은 향기와 더불어 해충을 박멸하는 데 큰 효과를 누릴 수 있다.

- 정유의 대표적인 작용: 항균작용, 방부효과, 해독작용, 면역력 증강, 해충 퇴치, 살충효과

아로마테라피

냄새는 오감 중에 가장 예민하며, 휘발성 정유 성분이 코를 통하여 흡입이 되면 코의 비강 끝에 존재하는 후각 수용체를 흥분시키고, 그 정보가 신경을 통하여 뇌로 신속하게 전달된다. 이때, 심장 박동수, 혈압, 호흡, 기억, 감정, 스트레스 수준, 성적 흥분 등의 조절에 영향을 준다.

본 연구실에서 발표한 연구 논문에 등장하는 라벤더와 달맞이 꽃 향기에는 리날로올 (linalool) 성분이 많은 조성비를 차지하고 있는데, 이 성분은 스트레스를 받을 때 발생하는 뇌파인 β파를 감소시킴으로써 진정효과를 나타낸다[27, 28].

대표적인 허브

라벤더 (Lavender)

라벤더는 우리나라의 7월~8월 기후에 잘 자라며, 영국의 Norfolk, 호주의 Tasmania, 프랑스의 Sault와 Valensole, 미국의 Sequim, Olympic 지역에서 보랏빛 향기로 그득한 라벤더 밭을 보는 순간, 이것이 바로 힐링 그 자체가 아닌가 싶다.

라벤더의 정유성분은 벌레 물린 데, 화상에도 효과적이지만, 신경을 진정시키는 작용이 있어서 불면증, 우울증, 정신적인 긴장 해소에 상당히 도움이 되므로 집중력을 요하는 학생 공부방이나 아침에 출근하는 차량에 두는 것은 피해야 하며, 밤에 수면을 취하는 침실에서 사용하면 좋은 향이다. 주의할 사항은 임신 중 사용을 금하며, 혈압을 낮추는 효과가 있으므로 저혈압의 사람에게는 피하는 것이 좋다[28].

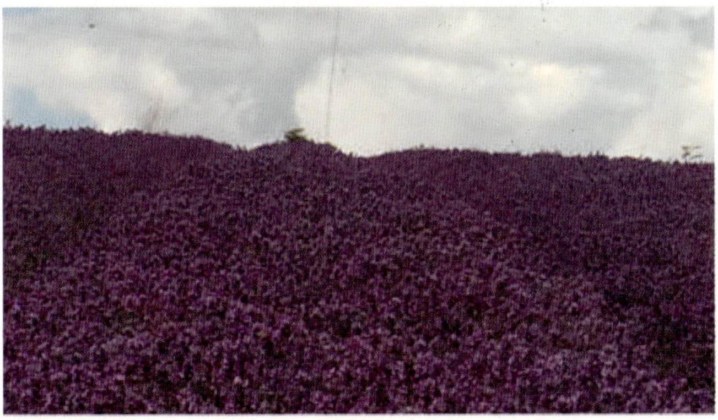

라벤더

라벤더는 신경 진정 작용, 긴장 해소와 수면에 도움이 되므로 학생 공부방이나 아침에 출근하는 차량에 두는 것은 피해야 한다.

타임 (Thyme)

타임의 향이 강하여 백 리까지 날아간다고 해서 '백리향'이라고 하며, 수천 년 동안 사용되어 왔다. 방부, 살균 효과가 강하여 고대 이집트에서 미이라를 만드는 과정에서 사용되어진 허브 (herb)였으며, 식품이 상하는 것을 지연시키기 위한 보존의 목적으로 사용된다.

집중력을 향상시키기 때문에 학생 공부방이나 아침에 사용하면 좋은 향이며, 기관지와 폐를 강하게 하고 면역력을 증진시켜 감기, 기침, 인후통과 같은 호흡기 질환에 효과적이다. 또한 피부 자극이 강한 편이어서 피부 관리에는 사용하지 않는다. 혈압을 상승시키므로 저혈압에 사용할 수 있지만, 고혈압 환자나 임산부에는 사용을 금한다[29].

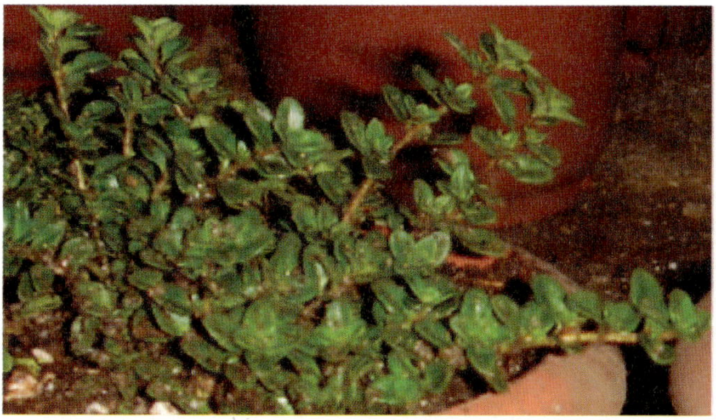

울릉도 섬백리향

타임은 방부, 살균효과가 뛰어나므로 식품이 상하는 것을 지연시키며, 집중력 향상, 호흡기 질환에 효과적이다. 또한 피부 자극이 강한 편이어서 피부 관리에는 사용하지 않는다.

페퍼민트 (Peppermint)

민트 계열로 멘톨 (menthol) 향을 지니고 있으며, 시원한 느낌을 주면서 정신을 맑게 하고 집중력을 높여주므로, 사무실이나 공부방에 사용하면 도움이 되는 향이다.

살균효과와 거담작용으로 염증 증상의 호흡기 질환에 효과적이며 특히, 소화계와 연관된 두통 증상에 탁월한 효과를 나타낸다. 전체적으로 소화 능력을 향상시키고, 구토 멀미 증상에 효과적이며, 근육통과 같은 통증을 완화시키고 벌레 물린 곳을 진정시킨다. 멘톨 성분으로 인하여 피부를 자극할 수 있으므로, 안구에 접촉하는 것을 금지한다[14].

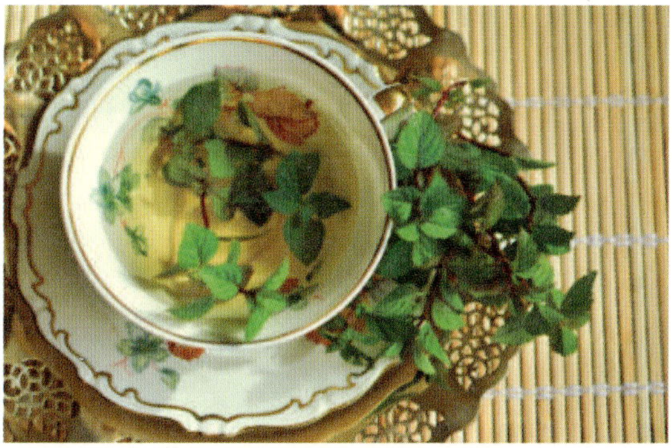

페퍼민트

페퍼민트는 집중력 향상, 호흡기 질환, 소화 능력 향상, 두통, 구토, 멀미, 근육통 통증 완화, 벌레 물린 곳을 진정시킨다. 멘톨 성분으로 인하여 안구에 접촉하는 것을 금지한다.

유칼립투스 (Eucalyptus)

타임, 페퍼민트와 마찬가지로 감기, 인후염, 기관지염과 같은 호흡기질환에 효과적인데, 유칼립투스 (Eucalyptus globulus품종)의 정유 성분 중 많은 비중을 차지 하고 있는 유칼립톨 (eucalyptol)의 항염증 작용으로 인하여 호흡기 질환에서 진정 효과가 뛰어나다[30]. 일반적으로 이비인후과에서 치료과정 중 증기를 흡입함으로 호흡기 질환을 치료하는 치료제로 사용되고 있다. 또한 해충 퇴치 효과와 정신을 상쾌하게 하고 집중력을 향상시킨다.

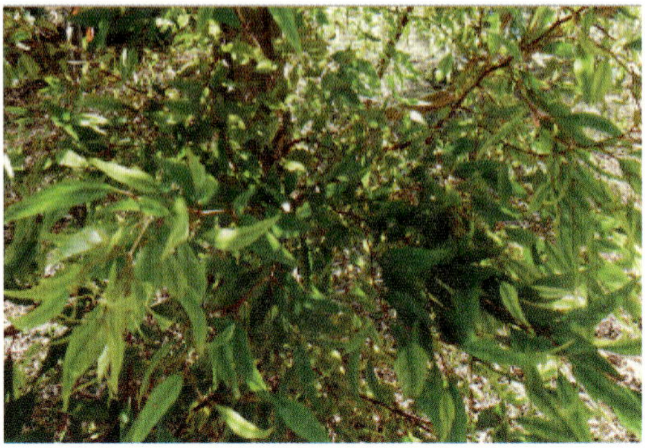

유칼립투스

유칼립투스는 항염증 작용으로 인한 호흡기 질환의 진정효과가 뛰어나므로 감염병 시대에 효용성이 있는 허브이다.

로즈메리 (Rosemary)

샴푸에 많이 활용되는 허브 중 하나로서 두피의 혈액 순환을 촉진하여 모발 성장에 도움이 되며, 혈액 순환 장애로 인한 수족냉증, 류마티즘, 관절통 등의 통증을 완화시키며, 마사지를 통한 뻣뻣한 근육을 풀어주는 데 사용이 된다. 물론, 호흡기 질환에도 효과적이고 집중력도 높여 준다[14].

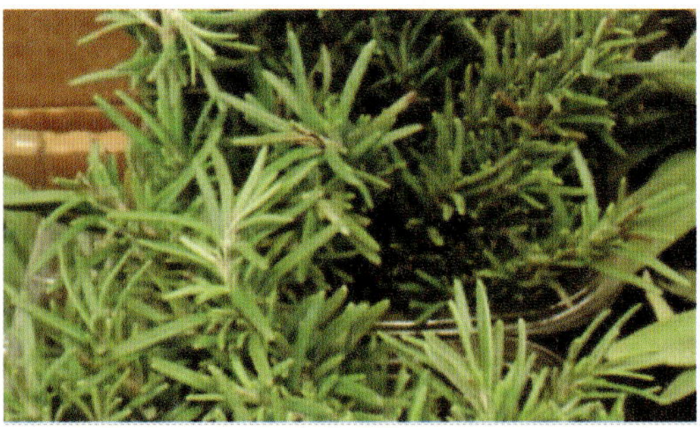

로즈메리

로즈메리는 혈액 순환을 촉진하므로 모발 성장, 수족냉증 완화, 뻣뻣한 근육을 푸는 데 도움이 된다.

캐모마일 (Chamomile)

허브티 (herb tea)로 많이 마시는 캐모마일에는 파란색을 띠는 저먼 (German) 또는 블루 (Blue) 캐모마일과 로먼 (Roman) 캐모마일이 있는데, 두 가지 캐모마일의 작용은 비슷하나, 저먼은 염증을 호전시키는 데 많이 사용되며, 로먼은 정신적 진정효과를 누리기 위해 사용된다.

주된 작용으로는 마음을 진정시켜 불안, 긴장, 공포심을 완화시킴으로 불면증에 효과적이며, 앞서 언급한 대로 관절염과 같은 염증 치료에 탁월한 효과를 나타낸다. 또한, 근육통, 생리통 등의 통증을 완화시킨다[14].

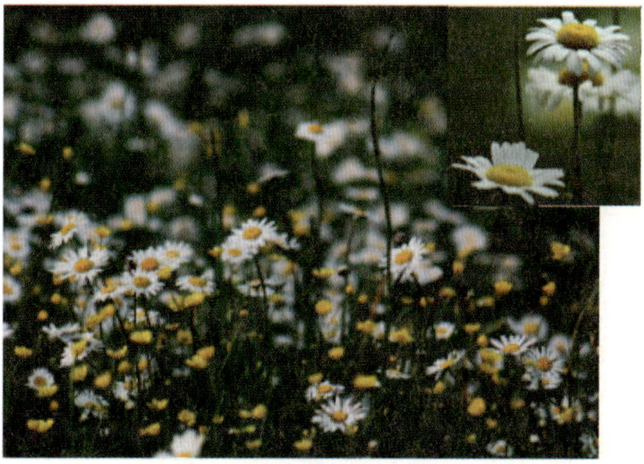

캐모마일

캐모마일은 마음을 진정시켜 불면증에 효과적이며, 관절염과 같은 염증 치료에 탁월한 효과를 나타낸다. 또한, 근육통, 생리통 등의 통증을 완화시킨다.

정유 사용법

아로마 램프 확산법

아로마 램프에 끓는 물을 붓고 정유 몇 방울을 떨어뜨려 사용하는 방법으로써, 특히 병원 수술실에서 감염 예방, 수술실 공기 정화 목적으로 유용하게 이용 가능하다. 장점으로는 아로마 램프의 값이 저렴하고, 가정에서 손쉽게 만들어 사용이 가능할 뿐만 아니라 배터리가 필요하지 않아, 사용하기도 편리하다.

공기 중에 아로마의 농도가 일정하게 유지되어야 우리 몸에서 아로마의 작용이 나타날 수 있는데 아로마 램프에 정유를 가했을 때, 처음에 아로마가 가장 강하고, 시간이 경과함에 따라 향이 점점 사라지면서 일정한 농도로 유지될 수 없다는 단점이 있다.

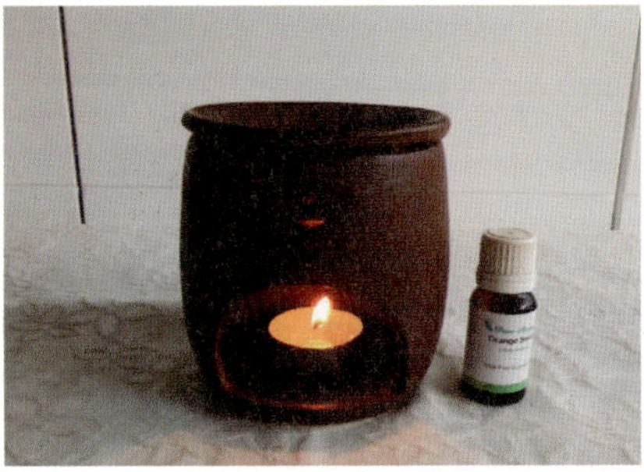

아로마 램프

아로마 램프는 값이 저렴하고 사용하기 편리하지만, 아로마의 농도가 일정하게 유지되어야 아로마의 작용이 나타날 수 있는데, 시간이 경과함에 따라 일정한 농도로 유지될 수 없는 것이 단점이다.

증기 흡입법 (Steam inhalation)

감기에 걸렸을 때, 정유 5 방울을 떨어뜨린 뜨거운 물에 타월을 적신 후, 얼굴에 덮어 직접 흡입하는 방법이다. 페퍼민트 정유를 사용할 경우에는 안구에 접촉되지 않도록 주위를 기울일 필요가 있다.

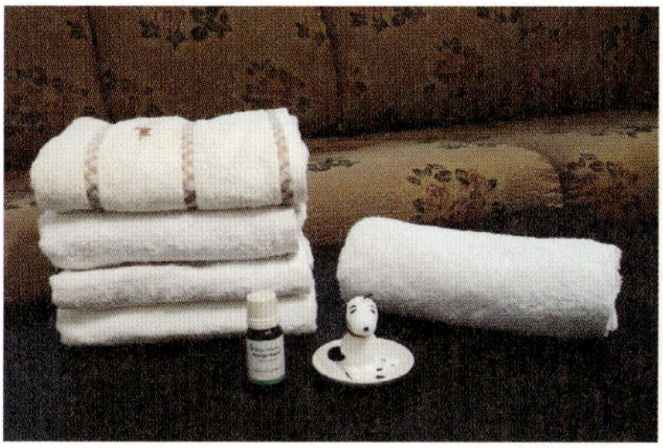
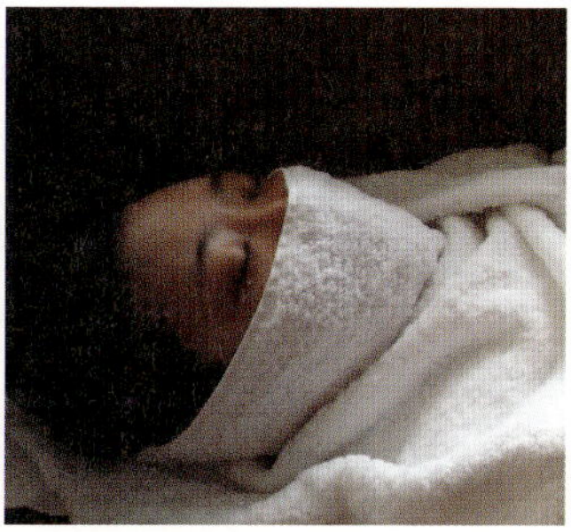

증기 흡입법

감기 걸렸을 때, 정유를 떨어뜨린 뜨거운 물에 타월을 적신 후, 얼굴에 덮어 직접 흡입하는 방법이다. 페퍼민트 정유를 사용할 경우, 안구에 접촉되지 않도록 조심해야 한다.

가글 (Gargle)

편도선염이나 후두염에는 정유의 묽은 수용액 (0.5%)으로 가글하는 것이 효과적인데, 이때 반드시 정유의 원액을 사용하는 것을 삼가야 한다.

반신욕, 좌욕, 족욕

반신욕은 체온보다 다소 높은 온도 (37°C~38°C)의 미지근한 탕에 가슴 (명치끝 부위)으로부터 하체만을 담그는 목욕법으로서, 이때 정유 5~10방울을 떨어뜨린 목욕물에 20~30분가량 담그고 있으면, 치료가 필요한 장기, 세포, 분비샘, 신경조직에 이르기까지 혈액 순환

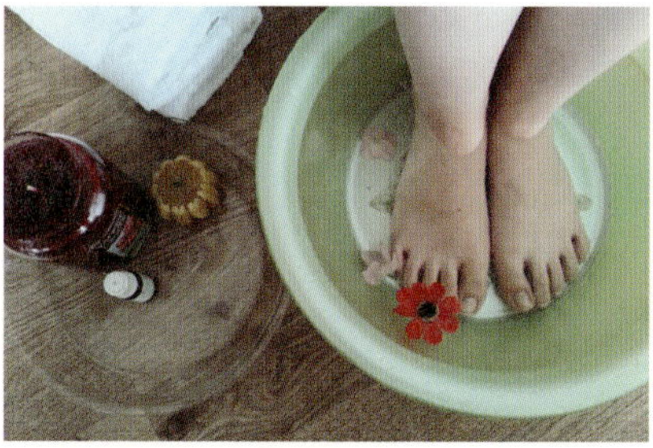

족욕

정유를 떨어뜨린 물에 족욕을 하면, 치료가 필요한 장기, 세포, 분비샘, 신경조직에 이르기까지 정유성분이 흡수되어 치료 효과를 나타낸다.

을 통해서 산소와 영양분을 공급받고, 이산화탄소와 노폐물 배출이 촉진될 뿐만 아니라 정유성분이 흡수되어 치료 효과를 나타낸다. 몸 전체를 담그는 온신욕에 비해 훨씬 심장에 부담이 덜 하다.

하지만 바쁜 직장인들이나 학생이라면 족욕을 권하고 싶다. 족욕은 대야에 반신욕 물의 온도보다 약간 높은 따뜻한 물에 정유 5방울 정도 떨어뜨린 후, 발을 담그는 것으로 간단하면서 반신욕과 같은 효과를 누릴 수 있는 장점이 있다. 발이 심장에서 내려온 피를 다시 심장으로 되돌리는 펌프와 같은 역할을 하는데, 발이 차면 심장으로 돌아가야 할 피가 그대로 발에 머물게 되므로, 모든 병의 근원인 혈액순환 장애가 생기는데 족욕을 통해서 이를 예방할 수 있다.

습포법

습포법은 신체 부위별로 국소 찜질하는 방법으로서 류마티즘, 신경통, 요통, 생리통에는 몸을 따뜻하게 해주는 온찜질과 두통 및 타박상으로 인하여 붓고, 멍들고, 인대손상, 눈의 통증에는 냉찜질을 하게 되는데, 대야에 물 1리터 정도를 넣고 정유를 5~10방울 떨어뜨린 후, 타월을 적셔서 통증부위에 대어준다. 최소 30분~1시간 정도 찜질 하는 것이 좋다.

- 온찜질: 류마티즘, 신경통, 요통, 생리통
- 냉찜질: 두통 및 타박상으로 인하여 붓고, 멍들고, 인대손상, 눈의 통증

마사지 (Massage)

마사지는 몸을 이완시키고 영양을 공급하는데, 이때 정유와 함께 사용하게 되면, 정유성분이 피부를 통과하여 혈류에 흡수됨으로써 장

기와 감정 상태에 영향을 주게 된다.

정유는 캐리어오일 (carrier oil) 또는 베이스오일 (base oil)이라고 부르는 식물성 오일에 반드시 희석하여 사용해야 하는데, 이는 정유 성분이 피부 속으로 잘 스며들 수 있도록 하는 역할을 한다. 반면에 천연물인 아닌 미네랄 오일 (mineral oil)은 아로마테라피에서 사용되지 않는데, 그 이유는 정유성분이 피부에 흡수되는 것을 방해하기 때문이다.

대표적인 캐리어오일로는 스위트아몬드오일 (sweet almond oil), 올리브오일 (olive oil), 아보카도오일 (avocado oil), 아프리코트오일 (apricot oil), 포도씨유 (grapeseed oil), 피넛유 (peanut oil), 달맞이씨유 (evening primrose seed oil) 등이 있는데, 예를 들어 아몬드오일은 피부가 건조하여 가렵고, 염증성 질환에 사용하면 좋고, Apricot oil은 주름살 제거, 소염작용, 건성 피부에 효과적이며, 아보카도오일은 피부 건조, 습진성 피부에 효과적인 것만큼 캐리어오일의 효능도 다양하여, 기능도 살펴가며 선택하는 것이 바람직하다.

보통 캐리어오일 5ml에 정유 3~5방울을 혼합하여 희석된 것을 사용하는데, 정유성분은 20분 정도면 피부의 표피층을 통과하여 진피층의 모세혈관과 임파선을 통과한 후, 몸 전체로 퍼진다.

- 캐리어오일 (carrier oil)의 역할: 정유성분이 피부 속으로 잘 스며들 수 있도록 함
- 마사지: 정유와 함께 사용하게 되면, 정유성분이 피부를 통과하여 혈류에 흡수됨으로써 장기와 감정 상태에 영향을 줌

아로마테라피 시 주의해야 할 사항

정유를 사용할 경우에는 반드시 매우 적은 양을 매우 묽은 농도로 희석해서 사용해야 한다는 것을 꼭 기억해야 한다. 마사지를 할 경우에는 정유를 올리브유와 같은 식물성 오일로 희석해서 사용하고, 구강세척용 이나 스프레이용, 흡입용으로 사용할 경우에도 매우 묽게 물로 희석해서 사용해야 한다. 정유를 진한 상태로 마시거나 피부에 바르거나 하는 일은 절대로 해서는 안 된다.

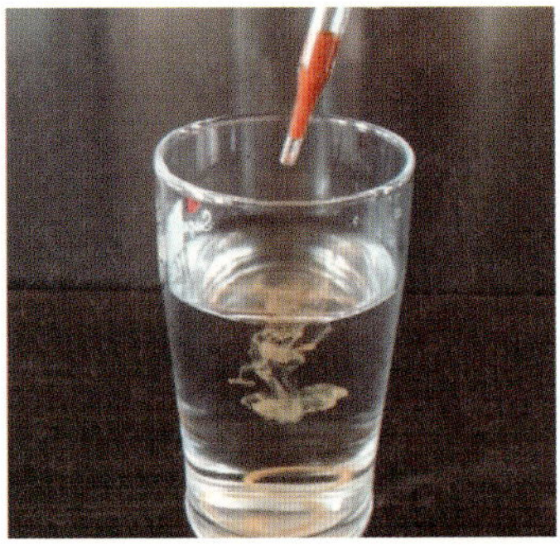

정유 사용시, 희석해서 사용

정유 사용 시, 묽은 농도로 희석해서 사용해야 하며, 진한 상태로 마시거나 피부에 바르거나 하는 일은 절대로 해서는 안 된다.

아로마 블렌딩

우리 생활에서 정유를 적절한 비율로 블렌딩하여 쉽게 만들어 사용할 수 있는 방향 스프레이와 바디 스프레이의 레시피에 대하여 살펴보자. 꼭 그대로 지킬 필요는 없지만 과다 사용해서는 안된다.

공기 청정을 위한 방향 스프레이

감염병 시대에 살균효과가 강한 정유들을 사용함으로써 집, 차 안, 사무실, 마스크 등에 사용하면 좋다.

Recipe 물 50ml와 에탄올 50ml을 섞은 후, 유칼립투스 7방울, 레몬 15방울, 페퍼민트 8방울을 떨어뜨린 후, 잘 흔들어서 사용한다. 알코올이 없을 경우에는 물만 사용해도 된다.

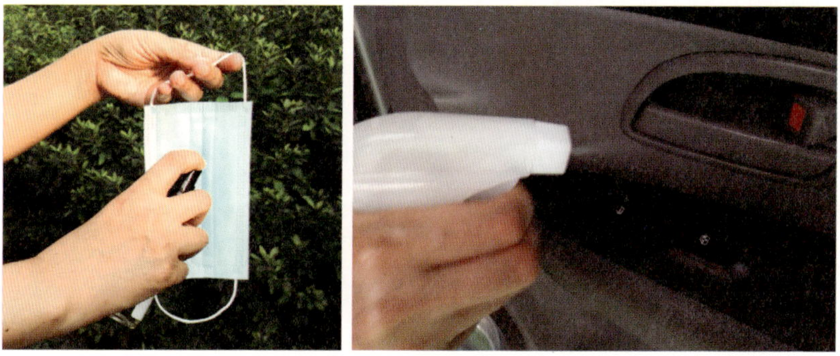

방향 스프레이

감염병 시대에 살균효과가 강한 정유들을 이용하여 스프레이를 만들어 집, 차 안, 사무실, 마스크 등에 뿌리면 좋다.

바디 스프레이

무자극적인 아로마 바디 스프레이는 우리 몸에서 나는 좋지 않은 냄새를 없애 줄 수 있는데, 장미 꽃잎을 수증기 증류 후, 장미의 정유가 함유되어 있는 로즈워터 (하이드로솔)에 자신이 좋아하는 향을 섞어서 사용해도 된다. 아래 레시피에서 사용된 라벤더 (lavender), 만다린 (mandarin), 클라리 세이지 (clary sage), 파촐리 (patchouli)는 기분을 좋게 하면서 긴장감, 우울증, 걱정을 덜어 주는 작용을 할 뿐만 아니라 탈취작용이 있어 나쁜 냄새를 없애 주는 효과가 크다[14].

Recipe 로즈워터 200ml에 라벤더 40방울, 만다린 14방울, 클라리 세이지 4방울, 파촐리 2방울을 떨어뜨린 후, 잘 흔들어서 사용한다.

- 라벤더, 만다린, 클라리 세이지, 파촐리: 기분을 좋게 하면서 긴장감, 우울증, 걱정을 덜어 주는 작용
- 파촐리: 더불어 나쁜 냄새를 없애는 역할

그리스의 의학자, 히포크라테스 (기원전 500년)는 "매일 방향제로 마사지하고, 꽃 향기로 목욕하는 것이 건강해지는 길이다"라고 말했듯이, 우리 선조들도 꽃잎을 욕조에 흩뿌려 놓고 꽃향기로 목욕도 하고, 한약재를 담은 향낭을 가슴에 품고 지냈으며, 혈액순환 장애, 위장 장애, 자궁 출혈, 생리통, 비만, 암 치료에 효과가 있는 애엽 (약쑥잎)을 태워 쑥의 향기 성분[30]이 피부로 침투되게 하는 쑥뜸을 뜨면서 이미 오래 전부터 아로마테라피를 해온 사실이 신기할 뿐이다.

샤워 후, 몸에 좋은 향기가 나도록 바르는 화장수인 샤워 코롱 (shower cologne, 1~3%)은 일반 향수(15~20%)보다 향료의 함량이 적어 향이 은은하고, 지속시간은 일반 향수는 5시간인 반면, 1시간 정도가 된다. 그 외에도 바디로션 (1~2%), 샴푸 (0.5%), 비누 (0.5%~2.0%), 세제 (0.1~0.35%), 방향제 (0.5~2.0%) 등과 같은 많은 생활용품을 사용하여, 자신의 이미지를 부각시킬 수 있는 자신만의 고유의 향기를

가질 수 있기에, 굳이 향이 강한 향수를 사용할 필요가 있을까라는 생각이 든다.

요즈음은 '아로마테라피'라는 용어도 사용하지만, 봄철에 공원에서 열리는 꽃 박람회나 꽃 축제에 가보면, 꽃의 향기가 질병을 치료한다는 뜻으로 '플라워테라피 (flowertherapy)라는 용어도 흔히 들을 수 있다.

앞서 4장에서 이미 언급한 대로, 스트레스로 인한 우울감이 있을 때에는 집에 있기보다는 화장을 곱게 하고, 햇살을 받으며 산책하는 것이 실제로 우울감으로부터 탈피하는 데에 상당히 도움이 된다는 사실이 과학적으로 뒷받침이 됨을 알 수 있다.

8장

건강한 피부

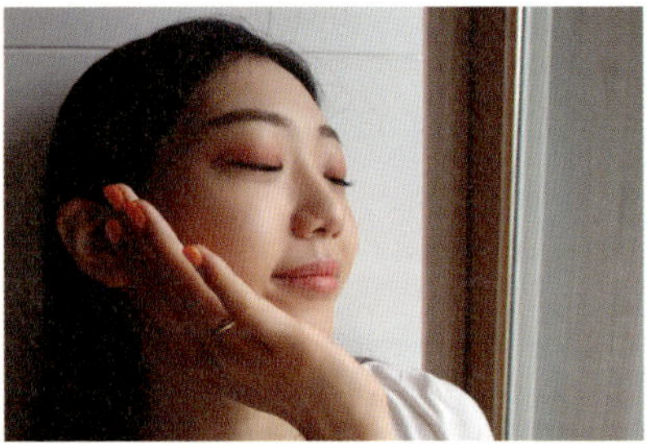

건강한 피부 미인

촉촉하고 잡티가 없는 탱탱한 피부를 갖고 싶은 마음은 여성이나 남성이나 마찬가지인 것 같다.

촉촉하고 잡티가 없는 탱탱한 피부를 갖고 싶어 하는 마음은 여성이나 남성이나 마찬가지인 것 같다. 필자의 학창시절만 해도 성인이 되어야 화장을 하는 걸로만 알던 시절과는 다르게 요즈음은 초등학교 고학년, 중·고등학교 여학생들의 화장한 모습은 등굣길에 흔히 볼 수 있을 뿐더러 대학 캠퍼스나 취업 면접 장소에서 깔끔하게 단장한 남학생들의 모습도 쉽게 볼 수 있다. 주로, 방송 활동을 하는 연예인들이 하는 걸로 간주되어 왔던 성형도, 평범한 주부에게 일상화가 되고 있다는 사실에서, 예뻐지고 좋은 인상을 주고 싶은 마음은 누구에게나 한결 같은 마음인 것 같다.

8장에서는 건강한 피부를 갖기 위해 어떠한 노력을 해야 하는지에 대하여 살펴보도록 하자.

피부의 3대 관심사

피부의 건강을 유지하기 위해서 피부의 보습, 탄력, 미백 등을 목표로 안전성이 보증되는 기능성 화장품 및 식품이 끊임없이 연구 개발되고 있다[1].

- 피부의 3대 관심사: 피부의 보습, 탄력, 미백

피부의 구조

신체기관 중 가장 큰 기관으로써 항상 외부와 접하고, 생체를 보호하는 역할을 하고 있다. 상층으로부터 표피, 진피, 피하조직으로 구성되어 있으며, 다른 기관에 비해 새로운 세포의 생성과 소멸이 활발히 일어난다.

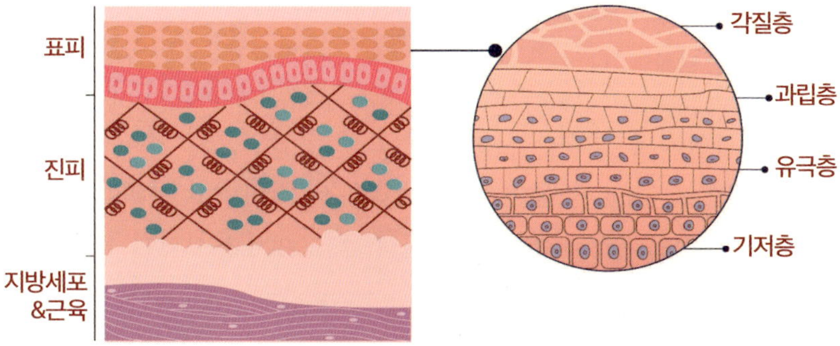

피부의 구조 ©고명지, 2021

표피, 진피, 피하조직으로 구성되어 있으며, 다른 기관에 비해 새로운 세포의 생성과 소멸이 활발히 일어난다.

표피층

표피층은 다시 각질층, 과립층, 유극층, 기저층 등 여러 층으로 이루어져 있는데, 표피세포의 제일 바닥인 기저세포에서 제일 윗층인 각질세포로 이전하는 데 약 2주가 소요되고, 각질세포로 존재하는 기간이 약 2주가 되어 표피세포는 약 4주만에 다시 태어나게 된다. 표피에서는 각질과 멜라닌을 생성하고 면역을 담당하기도 한다.

- 표피의 역할: 각질, 멜라닌 생성 및 면역 담당

각질층

외부로부터 물질의 생체 내 침투를 막고 내부 생체수의 손실을 막는 역할을 하는데, 적당한 수분의 유지는 피부의 탄력을 유지하는 데 매우 중요하다. 정상적인 피부는 약 30% 정도의 수분이나 수용성 성분을 함유하고 있지만, 각질층의 수분함량이 20% 이하가 되면, 피부가 건조하고 거칠어지기 시작하다가 10% 이하가 되면, 피부가 갈라지기까지 한다. 건성피부는 각질층 조직이 파괴되거나 불균일한 영양공급과 차고 건조한 기후에서 나타난다.

피부는 각질층 내에 아미노산과 같은 수용성 성분을 가지고 있는데 이러한 물질을 통틀어 '천연보습인자 (Natural Moisturizing Factor, NMF)'라고 부르며, 각질층의 수분 유지에 중심적인 역할을 한다. 이와 같은 이유로, 때밀이 수건으로 얼굴을 밀거나, 각질이 벗겨질 때까지 때를 벗기는 행동은 삼가야 한다.

- 각질층: 내부 생체수의 손실을 막는 역할
- 천연보습인자: 수용성 성분의 총칭, 각질층의 수분 유지에 중심적인 역할

- 적당한 수분의 유지: 피부의 탄력을 유지하는 데 매우 중요

진피층

진피층은 피부의 탄력과 관계가 있는데, 피부와 연골 등 체내의 결합조직을 구성하는 콜라겐 (collagen)이라는 단백질이 진피층의 70~80% 정도 차지하며, 외부의 화학적인 자극으로부터 신체를 보호하는 역할을 한다.

탄력성이 매우 큰 단백질인 엘라스틴 (elastin)은 2~4%를 차지하며, 피부의 탄성에 관여하는데 노화가 일어나면 엘라스틴 성분이 감소하여 주름살이 만들어지는 원인이 된다. 그리고 히알루론산 (hyaluronic acid)과 물과 같은 수용성 성분은 수분을 일정하게 유지하는 등의 역할을 한다.

- 진피층: 피부의 탄력과 관계 있음, 콜라겐 (70~80%), 엘라스틴 (2~4%), 히알루론산, 물과 같은 수용성 성분으로 구성

피부의 노화

피부 노화의 특징

피부의 노화가 시작되면, 피부의 수분량이 감소될 뿐만 아니라 콜라겐과 엘라스틴의 양도 크게 감소하여 표피와 진피층의 두께도 많이 얇아지면서 피부의 탄력이 감소하게 된다.

- 피부 노화의 특징: 피부의 수분량, 콜라겐, 엘라스틴의 양의 감소

피부 노화의 종류

내인성 노화는 나이가 듦에 따라 생기는 노화 현상으로써 피부 건조, 잔주름, 탄력 감소 등 햇빛에 노출되지 않는 피부에서 관찰된다.

반면에, 오랫동안 햇빛에 노출된 피부에서 관찰되는 외인성 노화는 단적으로 '광노화 현상'으로 말할 수 있는데, 운동선수나 농부와 같이 주로 바깥에서 활동을 하는 사람들에게 굵고 깊은 주름이 나이에 관계없이 일찍부터 나타나게 된다. 또한 각질층이 두꺼워지고, 콜라겐과 엘라스틴의 단백질 변성으로 인해 피부의 탄력을 잃게 되며, 노인성 반점과 주근깨, 여드름 등도 증가하게 된다.

- 내인성 노화: 나이가 듦에 따라 생기는 노화 현상
- 외인성 노화: 자외선에 의한 광노화 현상

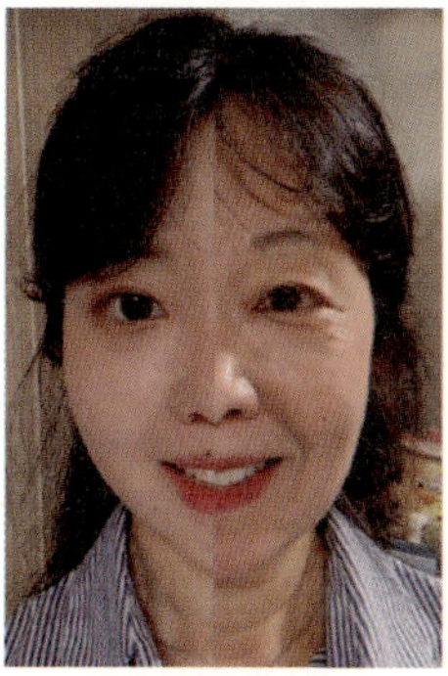

내인성 노화

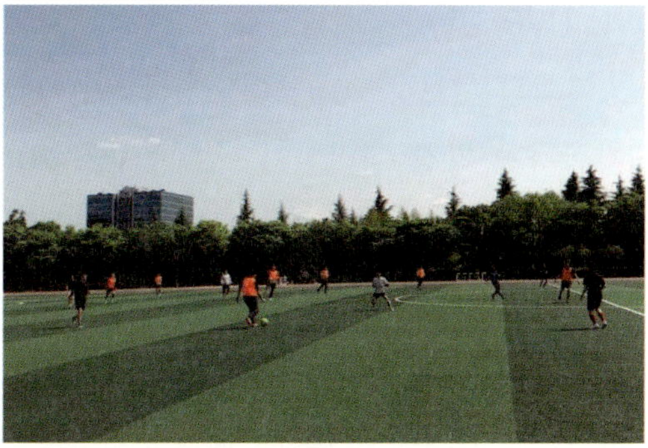

외인성 노화 (광노화)

피부 노화의 종류

내인성 노화는 피부 건조, 잔주름, 탄력 감소 등 햇빛에 노출되지 않는 피부에서 관찰되며, 외인성 노화는 주로 바깥에서 활동을 하는 사람들에게 굵고 깊은 주름이 나이에 관계없이 나타나게 된다.

자외선 (Ultraviolet rays, UV rays)

햇빛은 지구상에 존재하는 모든 생물의 삶을 유지시켜 주는 필수 요소이다. 햇빛을 이용한 식물의 광합성 작용으로 대기 중 산소가 공급되고, 광합성 과정 중 만들어진 영양분으로 동·식물 간 먹이 사슬이 형성되어 결국 모든 생명체가 살아갈 수 있게 되었다.

또한, 사람이 햇빛을 쪼이게 되면, 세로토닌의 분비량이 증가되므로 사람들의 마음에 안정감을 줄 뿐 아니라 칼슘과 인의 대사를 조절하는 비타민 D가 만들어지는 중요한 역할을 한다. 하지만 사람들의 피부에는 피부암을 유발시키고, 피부 노화를 촉진하는 악영향을 끼친다.

UVC, UVB, UVA

자외선은 보통 200~400nm의 파장 영역에 해당되는데, 이를 더 세분화하면 가장 에너지가 높은 UVC (200~290nm) 영역에서부터 UVB (290~320nm), 가시광선 영역에 인접해 있는 UVA (320~400nm)로 나뉘어진다.

UVC는 단세포 생물과 세균을 사멸하며, 염색체의 돌연변이와 각막에 손상을 일으킬 정도로 에너지가 강하다. 하지만 파장이 매우 짧은 이유로 침투력이 약해서, 오존층에 거의 흡수되어 지구에까지 도달하지 못한다.

- UVC : 지구에 도달하지 못함, 단세포 생물 사멸, 염색체 돌연변이, 각막 손상
- 오존층: 대기의 성층권에 존재하며, 자외선을 차단하여 지구를 보호하는 역할을 함

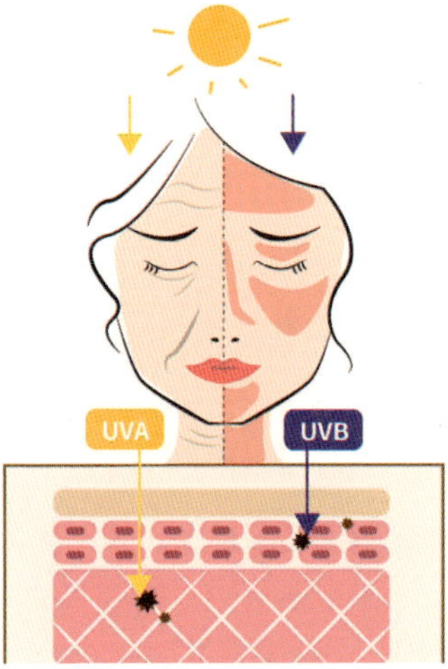

자외선 UVA와 UVB에 의한 광노화 현상 ©고명지, 2021

UVA는 피부의 진피층까지 뚫고 들어 와서 주름살을 일으키며, UVB는 빨갛게 화상을 입히고 색소 침착이나 피부암을 유발하기도 한다.

UVB는 약 90%정도가 오존층을 투과하지 못하는데, 지구에 도달한 UVB는 유리창을 투과하지 못하기 때문에, 오히려 실내에서 활동할 때보다 등산이나 체육회와 같이 야외활동을 할 때, 팔이나 목덜미 부위에 빨갛게 화상을 입게 한다. 또한 색소 침착이나 피부암을 유발하기도 하기에 오전 10시~오후 3시 사이에 야외활동을 피한다면, UVB로 인한 피해를 적게 받을 수 있다.

- UVB: 유리창을 투과하지 못함, 야외 활동 시 광화상을 입힘
- UVB의 피해를 적게 받기 위해: 오전 10시~오후 3시 사이에 야외활동을 피해야 함

반면에 UVA는 유리를 통하여 약 50% 정도밖에 걸러지지 않으므로, 유리창을 통하여 실내에 들어오게 된다. 즉, 운전을 하거나 실내에서 생활한다 하더라도 항상 UVA에 의한 광 손상을 입게 된다고 볼 수 있다. 우리 피부의 진피층까지 뚫고 들어 와서 주름살을 일으키는 요인이 된다[15].

자외선에의 노출이 증가하는 경우

젖은 옷은 차단효과가 반으로 떨어지는 것처럼, 젖은 피부 역시 마른 피부에 비해 자외선 반사를 효과적으로 하지 못하기 때문에, 자외선 투과가 4배나 증가하게 된다. 또한 바람도 자외선의 영향을 증가시키는 촉매 역할을 한다. 그래서 흐리고 바람 부는 날, 자외선 차단제를 바르지 않으면 의외로 살갗이 많이 타는 것을 볼 수 있다. 눈, 모래, 아스팔트, 물 위에서도 자외선이 반사가 80%까지 되기 때문에, 자외선에 노출될 확률이 2배 정도 증가하게 된다.

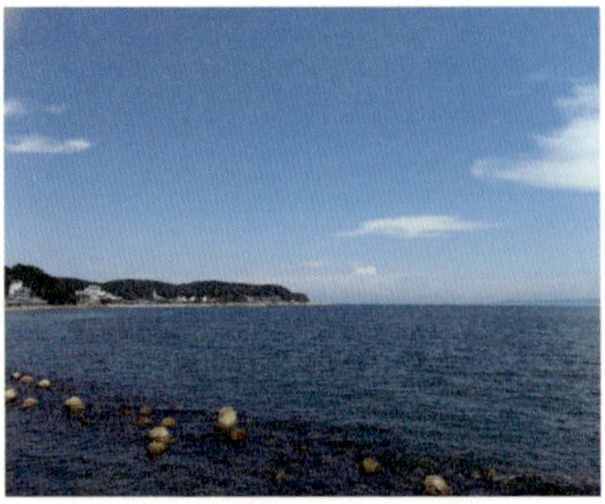

물 위

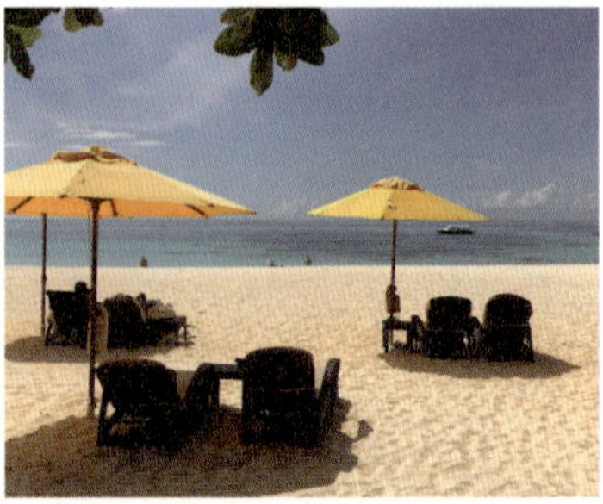

모래 위

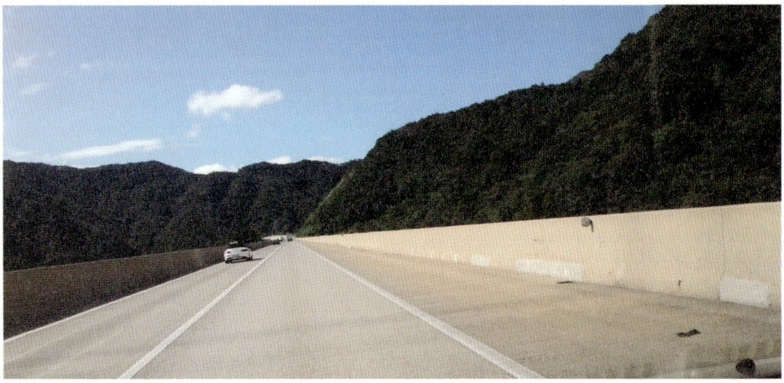

아스팔트 위

자외선에 노출될 확률이 증가하는 경우

물, 모래, 아스팔트 위에서는 자외선이 반사가 80%까지 되기 때문에 자외선에 노출될 확률이 2배 정도 증가하게 된다.

자외선 차단을 위한 노력

자외선으로부터 광 손상을 방지하기 위하여, 햇빛을 흡수하거나 분산, 반사 역할을 하는 '자외선 차단제 (sunscreen)'를 생활화해야 한다.

자외선 차단지수 (Sun Protection Factor, SPF)는 자외선 UVB로부터 피부를 보호할 수 있는 시간을 표시한 수치인데, 예를 들어 SPF 50이라고 쓰여진 제품은 50 × 20분 = 1000분, 즉 16.6시간 동안 피부를 자외선으로부터 보호할 수 있다는 뜻이다. 자외선 차단제도 화학물질이기 때문에 오히려 지수가 높으면, 더 많은 화학성분을 함유하므로 피부가 부담스러워한다. 일상생활에서는 햇빛의 강한 낮 시간 동안, 즉 5~6시간 정도 차단 가능한 SPF 15~20 정도를 사용하는 것이 좋다.

- SPF 50: 50 × 20분 = 1000분, 즉 16.6시간 동안 UVB로부터 피부를 보호한다는 뜻
- 일상생활에서: 햇빛의 강한 낮 시간 동안, 즉 5~6시간 정도 차단 가능한 SPF 15~20 정도를 사용하는 것이 좋음

또한, UVB만 차단한다고 되는 것이 아니라, UVA를 얼마나 잘 차단하는지가 중요하다. PA 지수는 PA+, PA++, PA+++의 3단계로 표기되며, 주름살을 유발시키는 UVA를 차단한다는 뜻이다. UVB와 UVA를 모두 차단해야 하므로, 반드시 SPF 지수와 PA 지수가 함께 표기된 자외선 차단제를 사용해야 하며, 여러 번 덧바르는 것 또한 중요하다.

- PA지수: UVA를 차단

위와 같이 자외선 차단제를 이용하는 방법 외에, 아주 얇은 옷보다는 조밀하게 짜여진 긴 팔의 옷을 입고, 모자를 쓸 경우에는 10cm 이상 창이 있어야 70% 차단효과가 있으니, 오히려 양산을 이용하는 것이 효과적이다. 여름철에는 햇빛이 강한 오전 10시부터 오후 3시까지는 바깥 활동을 자제할 필요가 있다[15].

- 자외선 차단을 위한 노력: 자외선 차단제 사용, 조밀하게 짜여진 긴 팔의 옷, 10cm 이상 창이 있는 모자 착용, 오전 10시부터 오후 3시까지는 바깥 활동 자제

주름살은 왜 생기나?

앞서 언급한 대로, 세월이 흘러감에 따라 피할 수 없는 노화현상으로 진피층 내의 콜라겐과 엘라스틴의 결핍으로 주름살이 생기며, 또한 자외선에 오랫동안 노출될 경우에는 '세포외 기질단백질분해효소(matrix metalloproteinases, MMPs)'의 발현이 증가함으로써 콜라겐과 엘라스틴과 같은 기질단백질이 분해되기 때문이다. 그 밖에도 여성의 폐경 이후, 여성호르몬 (estrogen)의 감소로 인하여 주름살이 악화되게 된다[1].

- 주름살 원인: 나이에 의한 노화 (내인성 노화), 자외선 의한 콜라겐과 엘라스틴과 같은 기질단백질이 분해 (외인성노화), 여성호르몬의 감소

피부의 색소 침착

색소 침착은 표피의 기저층에 존재하는 melanocyte에서 일어나는데, 자외선과 염증이 주원인이 된다.

피부의 미백을 위해서 비타민 C와 비타민 E 등이 도움이 되는데, 비타민 C는 멜라닌 색소의 생성을 억제하고, 더불어 콜라겐 생성 작용도 한다. 비타민 E의 경우에는, 피부의 색소 생산을 촉진시키는 활성산소를 제거함으로써 색소 침착을 개선한다고 보고되고 있다[1].

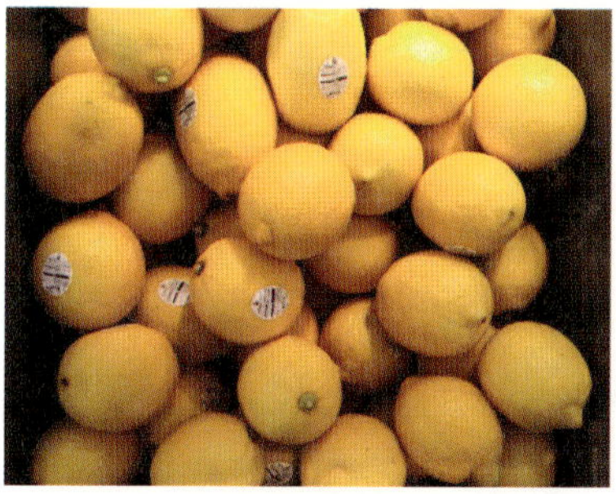

레몬

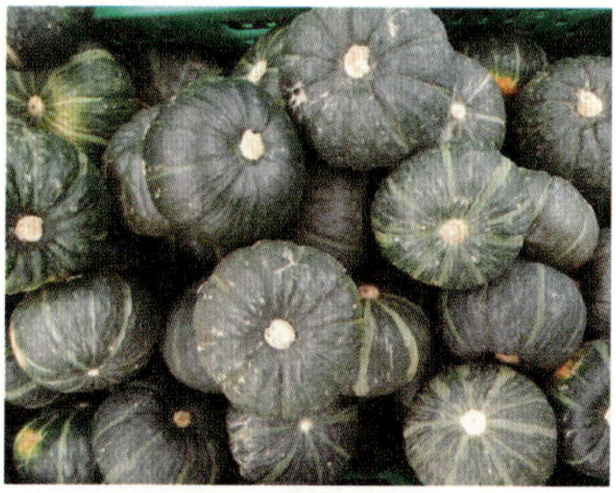

단호박

피부 미백에 좋은 비타민C와 비타민E가 많이 함유된 식품

비타민 C는 멜라닌 색소의 생성을 억제하고, 비타민 E는 피부의 색소 생산을 촉진시키는 활성산소를 제거함으로써 색소 침착을 개선한다고 보고되고 있다.

피부의 보습

각질층의 피지막과 천연보습인자의 역할

각질층은 '피부의 보습'과 관련이 있는데, 각질층의 수분함량은 표피에서 생성되는 지질혼합체인 '피지막'과 각질층 내에 존재하는 수용성 성분인 '천연보습인자'에 의해서 결정된다[1].

피지막에는 왁스, 스쿠알렌과 같은 성분이 함유되어 있고, 피지막이 피부 표면을 덮어 수분이 방출되는 것을 막는다면, 천연보습인자는 수분을 보유한 상태로 유지하려고 하는 역할을 한다.

또한, 피지막이 보습과 항균작용을 하는데, 우리가 너무 자주 머리를 감게 되면, 피지막의 상실로 표피의 수분 손실이 일어나서 피부가 건조하고 거칠어지며, 각질이 하얗게 일어나게 되므로 피부 건강을 위해서도 매일 머리를 감는 것은 삼가야 한다.

- 각질층: 피부 보습과 관련, 피지막 (수분 방출 막음), 천연보습인자 (수분을 보유한 상태로 유지하려는 역할)
- 피지막: 보습, 항균 작용을 함

각질 제거 시

인위적으로 각질을 제거한다면, 피부가 부드러워지고 화장품의 유효성분이 잘 흡수되며, 각질세포가 모공을 막아 발생하는 피부트러블을 막을 수는 있지만, 각질 제거 상태로 자외선에 노출되거나 피부가 건조한 상태로 있으면 색소침착이나 주름살이 급속도로 진행된다. 앞서 언급한 대로 수분 보유 능력이 저하되고 항균력이 감소하여, 면역력 저하와 피부에 염증을 일으킬 수 있다. 이와 같이 장점보다는 단점이 훨씬 더 많으니, 인위적인 각질 제거는 주의할 필요가 있다[23].

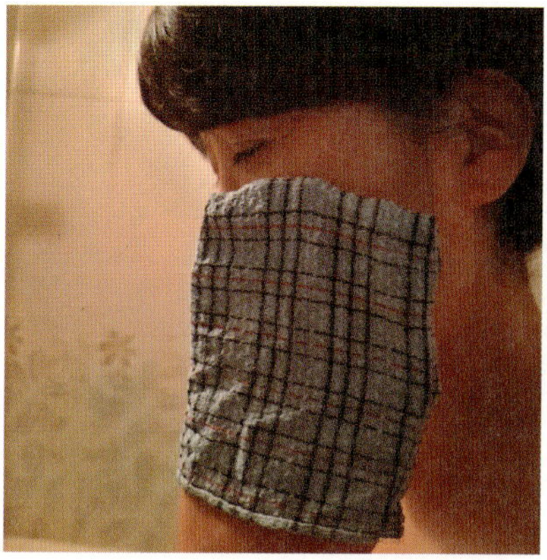

인위적인 각질제거는 주의가 필요

각질 제거는 피부가 부드러워지고 화장품의 유효성분이 잘 흡수되지만 색소침착, 주름살 급속도로 진행, 수분 보유 능력 저하, 면역력 저하와 피부에 염증을 일으킬 수 있다.

히알루론산 (hyaluronic acid)

생체내의 히알루론산

히알루론산은 500만~1000만 정도의 다양한 분자량을 지닌 고분자물질로서, 피부의 보습과 밀접한 관계가 있는 생체 물질이다. 히알루론산은 모든 척추 동물의 윤활액 (3500mg/l), 연골 (1200mg/kg), 피부 (200mg/kg)와 같은 조직과 세포 외 공간을 채우고 있다[16].

히알루론산의 기능

히알루론산은 피부의 수분유지, 조직들 사이에서 윤활 작용, 피부조직에서 필수적인 콜라겐의 생성을 촉진하고, 수분을 끌어당기는 능력이 뛰어나 세포 간에 충분한 수분을 함유함으로 부피를 생성하여,

구조를 지탱하는 역할을 한다.

• 히알루론산의 역할: 수분유지, 윤활작용, 콜라겐 생성 촉진, 구조 지탱

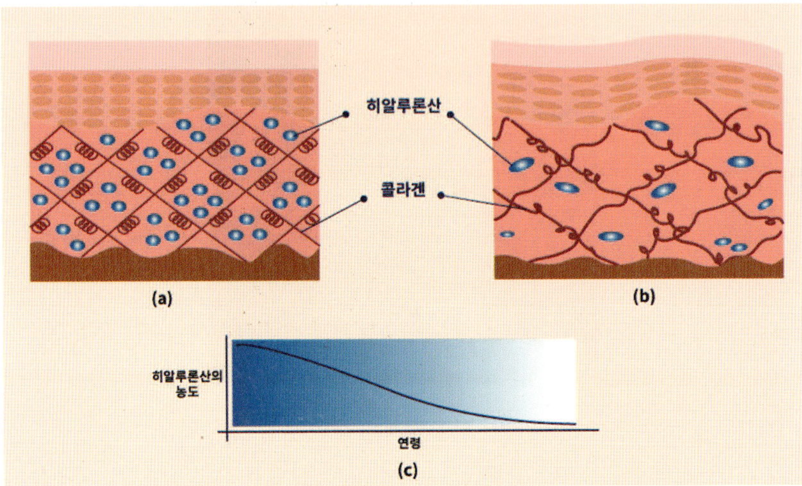

노화에 따른 히알루론산의 양의 변화 ©고명지, 2021

(a) 히알루론산이 많이 함유된 젊은 피부 (b) 나이가 들어 히알루론산이 감소한 피부
(c) 나이에 따른 히알루론산의 농도 변화

히알루론산의 용도

화장품

젊은 피부에는 히알루론산이 많이 함유되어 있지만, 나이가 들수록 히알루론산의 농도가 감소하여 생기가 없고, 피부의 표면이 건조해진다. 수분크림과 같은 화장품을 만들 때에는, 히알루론산의 분자가 커서 피부 투과가 어렵기 때문에, 흡수가 잘 되게 하기 위해 작은 분자량의 히알루론산을 사용한다.

식품

또한, 히알루론산을 섭취하는 것으로도 피부 내 보충되는 것으로 알려져 있어서 드링크제, 알약 등의 기능성 식품으로 이용이 가능하다.

미용: 물광주사, 필러

물광주사는 진피층에 히알루론산을 직접 주사하는 것으로써 보습 및 구조지탱, 콜라겐 생성에 효과적이다.

필러는 3차원적인 가교결합 (cross-linked bond)으로 이루어진 히알루론산을 사용하는데, 볼륨을 생성할 뿐만 아니라 보습 역할도 하며, 이마, 팔자주름, 코, 턱 등 다양한 곳에 주사가 가능하다. 히알루론산의 체내 반감기는 평균 12시간~최대 3일 정도이다.

- 물광주사: 진피층에 히알루론산을 직접 주사하여 구조지탱, 콜라겐 생성에 효과적
- 필러: 3차원적인 가교결합으로 이루어진 히알루론산을 사용하여 볼륨 생성에 도움이 됨

의료

골 관절염 발병 시, 관절 내 히알루론산의 농도가 감소함에 따라, 관절염으로 인한 통증이 유발된다. 점성이 높은 히알루론산을 관절강 내 주사를 하면, 관절 연골을 부드럽게 하며, 충격을 흡수하여 관절 윤활화로 인하여 증상이 경감된다[24].

또한 환절기나 콘택트렌즈 착용, 라식 수술 등으로 인하여 안구건조증, 결막염 등이 유발될 수 있다. 히알루론산 나트륨 점안액은 눈물

과 같이 안구 내 윤활, 보습 역할을 하여 증상을 완화시킨다.

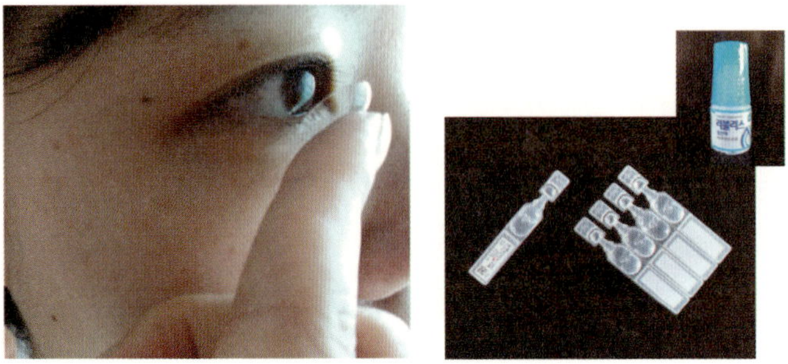

히알루론산 점안액

콘택트렌즈 착용으로 안구건조증, 결막염 등이 유발될 때, 히알루론산 나트륨 점안액은 윤활, 보습 역할을 하여 증상을 완화시킨다.

히알루론산의 생산

많은 양의 히알루론산을 함유하고 있는 닭의 벼슬 조직에서 추출하여 사용이 가능하지만, 현재에는 식물 및 설탕의 미생물 발효를 이용하여 생물공학 기술로 생산을 하고 있다. 생체 추출에 비해 균일한 원료 확보가 가능하여, 안정적이고 대량생산이 가능하다[16].

그러므로 히알루론산은 생체 물질로서 부작용 없이 사용할 수 있고, 다양한 분자량 분포를 지니고 있으므로 분자량 조절에 따라, 식품, 화장품, 미용, 의료 등 다양한 용도로 사용이 가능하다.

- 히알루론산을 다량 함유하고 있는 닭의 벼슬 조직에서 추출하여 사용 가능하지만, 현재에는 생물공학 기술로 대량 생산을 하고 있음

오이, 알로에

오이의 주성분은 수분 (96.7%)이며, 그 외에 엽록소, 비타민 C로 이루어져 있어서, 미백, 보습효과와 더불어 열을 내리는 효과가 있다. 또

한 다량의 콜라겐이 함유되어 있고, 피부의 노화 방지에 상당히 도움이 된다.

알로에는 우수한 천연보습제로서 항염, 항균작용으로 인하여 피부의 상처 치유 및 햇빛으로 인해 입은 화상 치료에 효과가 있다.

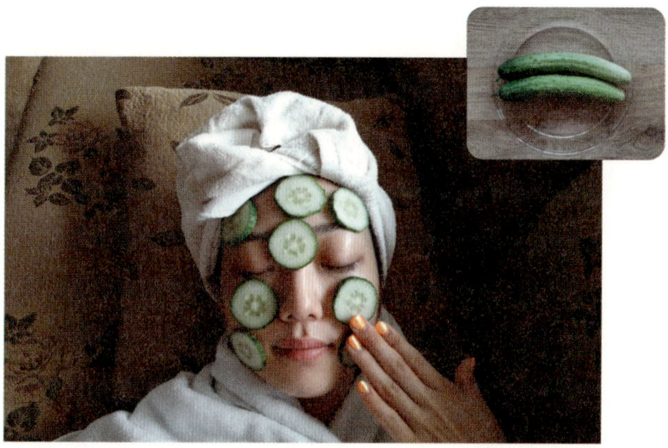

오이

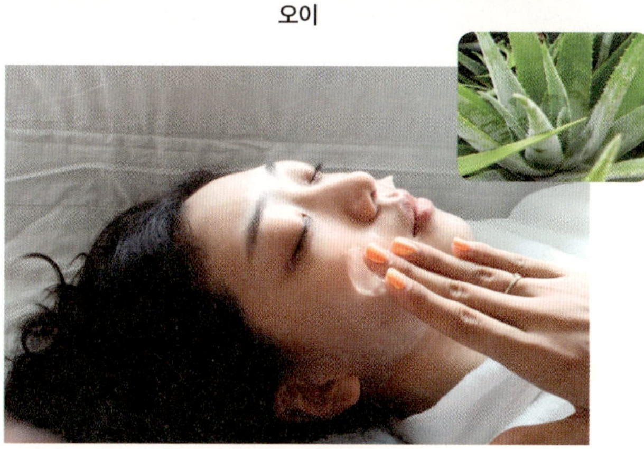

알로에베라

천연 보습제

오이는 미백, 보습, 열을 내리는 효과와 다량의 콜라겐이 함유되어 있어서, 피부의 노화 방지에 도움이 된다. 알로에는 우수한 천연보습제로서 피부의 상처 치유, 광화상 치료에 효과가 있다.

건강한 피부를 지니기 위한 노력

지금까지 건강한 피부를 지니기 위해서 피부의 보습, 탄력, 미백의 관점에서 살펴보았다. 가급적 햇빛을 피하고, 특히 골프, 스키, 등산, 낚시로 인한 야외활동 후에는 햇빛에 의한 피부 손상이 심해지므로, 그 즉시 치료하여 회복되도록 해야 피부의 노화를 방지할 수 있다.

금연을 통해 피부에 산소와 영양공급이 부족해지지 않도록 해야 하며, 지나친 목욕과 주변 환경으로 인해 피부가 건조해지지 않도록 주의해야 한다. 또한, 7~8시간 정도의 충분한 수면과 더불어 하루 1.5 리터 가량의 수분 섭취 및 적당한 운동으로 건강을 유지하면 덜 늙게 된다.

- 건강한 피부를 지니기 위한 노력: 오전 10시~오후 3시에는 가급적 햇빛을 피함, 금연, 지나친 목욕을 삼가, 충분한 수면 (7~8시간), 수분섭취 (하루 1.5 리터), 적당한 운동

9장

차 (Tea) 와 카페인 (Caffeine)

우리 선조들이 예전에 살아가던 모습이 담긴 사극을 보면, 질병을 다스리기 위하여 주로 딱딱한 뿌리가 섞인 한약재를 오래 달여, 환자에게 복용하게 함으로써 치료를 하는 장면들이 비추어지는데, 오랜 시간 끓여야 우러나오는 무거운 약효성분들은 끓이는 과정 중, 일부 성분들은 변질이 되기도 할 뿐만 아니라 성분의 손실이 있을 수 있다.

아주 스피드한 시대를 살아가는 현대인들에게는 오히려 가벼운 유효 성분들이 함유되어 있는 찻잎을 뜨거운 물에 우려서 마시는 것이 몸에 큰 부담도 되지 않을 뿐더러 질병을 예방, 치료할 수 있다는 측면에서 훨씬 효율적이라 생각을 한다.

9장에서는 쉽게 접할 수 있는 녹차와 홍차의 차이점과 녹차에는 어떠한 효능이 있으며, 녹차 속의 함유되어 있는 카페인 성분으로 인하여 녹차를 마음 놓고 마실 수 있는지에 대하여 알아보고자 한다.

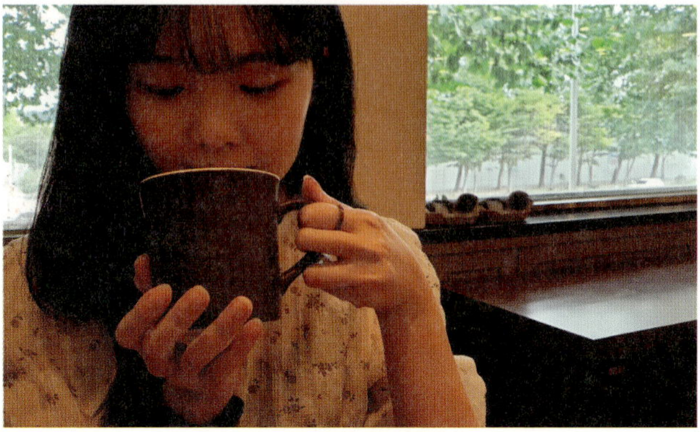

차의 효용성

가벼운 유효 성분들이 함유되어 있는 찻잎을 뜨거운 물에 우려서 마시는 것이 몸에 큰 부담도 되지 않을 뿐더러 질병을 예방, 치료할 수 있다는 측면에서 훨씬 효율적이다.

차 (tea)란?

차 (tea)는 전 세계적으로 인류가 물 다음으로 가장 많이 마시고 있는 안전한 음료이다. 차는 동백과 상록수 차나무 (Camellia sinensis) 잎을 사용해서 만들어지는데, 상록수 차나무로부터 유래된 차 종류는 3천여 종이 존재한다. 그중 녹차 (green tea), 우롱차 (oolong tea), 홍차 (black tea)가 가장 많이 알려져 있으며, 녹차가 가장 우수하다[4].

녹차는 향기와 함께 마음과 몸을 상쾌하게 하므로 평온함을 가져다 주고, 갈증을 해소할 뿐만 아니라 아이로부터 어르신에 이르기까지 언제 어디서나 가볍게 즐길 수 있다는 장점을 갖고 있다. 또한 불균형한 영양섭취, 운동부족, 인스턴트 식품, 흡연, 지나친 음주, 과도한 스트레스로 인하여 발생될 수 있는 암, 고혈압, 동맥경화, 당뇨병 등과 같은 생활 습관병의 예방과 치료가 가능하다.

차의 기원

차나무가 처음으로 발견된 것은 기원전 2700여 년경이며, 중국 서남부의 운남성에서 사천성에 걸친 구릉지대가 원산지 (중국품종)라고 한다. 이후에 인도의 아셈 지방에서 발견된 아셈종과는 품종이 다르다.

중국에서는 수천 년 전부터 '찻잎을 씹으면 해독이 된다'는 이야기가 내려올 정도로, 오랫동안 약으로 이용되어 왔으며, 지금도 중국 남부, 타이, 미얀마 북부지역에서는 밑반찬으로 애용되고 있다.

일본에는 헤이안 시대 (794~1185)에 녹차가 전래되었는데, 승려 등 한정된 사람들이 마실 수 있는 매우 값비싼 약이었고, 평균수명이 30세 이었을 때, 가마쿠라 시대 (1185~1333)의 승려 에이사이 선사는 75세까지 장수를 하였는데, 그의 저서를 통하여 건강하게 장수할 수 있는 신비로운 약으로 차를 제시하였다[6].

차의 종류

녹차 (Green tea)

녹차는 찻잎을 찌거나 덖어서 녹차 속에 함유되어 있는 산화효소를 파괴함으로 녹차 성분이 산화가 되지 않도록 한 비발효차이며, 녹색이 그대로 유지된다. 한국과 일본에서는 증기를 이용하고, 중국은 가마솥에서 열로 볶는다. 녹차는 전 세계 차 생산량의 약 20%를 차지하고 있으며, 중국과 일본에서 주로 생산하고 있는데, 녹차는 중국 차 생산량의 75%, 일본 차 생산량의 100%를 차지하고 있다. 녹차의 소비량은 한국, 중국, 일본이 가장 많고, 동남아시아, 중동, 북미에서는 일부 소비하고 있으며, 유럽에서도 점차 소비량이 증가하는 추세이다.

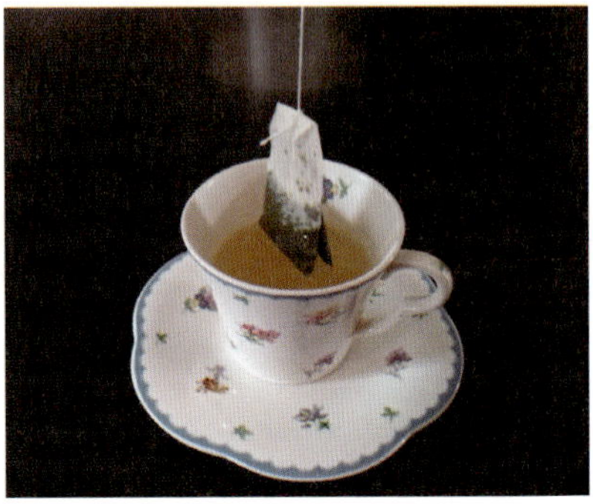

녹차

녹차는 찻잎을 찌거나 덖어서 녹차 속의 산화효소를 파괴함으로 녹차 성분이 산화가 되지 않도록 한 비발효차이다.

우롱차 (Oolong tea)

찻잎에 들어 있는 산화효소로 일부분 산화시킨 반 발효차이며, 중국의 특산품이지만, 중국 차 생산량의 9%밖에 되지 않는다.

홍차 (Black tea)

잎을 시들게 한 후, 잎 속에 들어 있는 차의 폴리페놀의 일종인 카테킨 (catechin)을 충분히 산화시켜 만든 발효차이다. 보통 차(tea)라고 하면 홍차를 의미한다. 홍차는 현재 전 세계 차 생산량의 약 75%를 차지하고 있으며, 인도가 세계 1위, 스리랑카가 세계 2위의 홍차 생산국이다. 중국은 중국 차 생산량의 16% 정도로 세계 5~6위에 해당된다. 녹차든 홍차든 그 원료는 같은 찻잎이며, 산화 정도의 차이에 따라서 다른 제품이 만들어지는 것이다[6].

차의 효능

차에는 먼저 20% 정도의 카테킨 (떫은 맛), 2~4% 정도의 카페인 (쓴 맛), 테아닌 (감칠 맛) 등의 아미노산이 3~5%를 함유하고 있다는 것이 특별한 점이다.

그 외에도 비타민 C, 비타민 E 및 베타 카로틴이 항산화작용으로 인한 노화 방지와 항암효과를 나타내며, 불소는 충치예방에 좋으며, 각종 미네랄 성분도 많이 들어 있다. 녹차의 특징적인 성분인 카테킨, 테아닌, 카페인에 대하여 알아보고자 한다.

- 차의 특징적인 성분: 카테킨 (20% 정도, 떫은 맛), 카페인 (2~4% 정도, 쓴 맛), 테아닌 (감칠 맛) 등의 아미노산 (3~5%) 함유

차의 대표적인 성분과 효능

성분명	효능
카테킨류	항산화 작용, 노화억제, 항암효과, 혈중 콜레스테롤 저하 작용, 혈압 상승 억제, 항알레르기, 장내 미생물 개선, 비만 예방, 충치 및 구취 예방, 탈취 작용
카페인	피로졸음 등에 각성 작용, 이뇨 작용, 대사촉진
테아닌	녹차의 감칠맛을 내는 아미노산, 카페인의 길항작용
β-카로틴	항산화 작용, 암 예방
비타민 C	항산화 작용, 감기예방, 암예방
비타민 E	항산화 작용, 노화 억제, 암예방
불소	충치예방

(출처 : 후지마키 마사오 저, 최동성, 고하영 옮김, 기능성 식품과 건강, 아카데미서적, 2002. / 저자편집 2021©오세연)

카테킨 (Catechin)

카테킨은 차의 향기와 빛깔, 맛을 좌우하는 주요 성분으로, 플라보노이드 (flavonoid)류에 속하며, 폴리페놀 (polyphenol)의 일종으로 녹차의 떫은 맛 성분이다.

대표적인 카테킨으로는 에피카테킨 (epicatechin, EC)은 6%, 에피카테킨 갈레이트 (epicatechin gallate, ECG)는 14%, 에피갈로카테킨 (epigallocatechin, EGC)는 20%, 에피갈로카테킨 갈레이트 (epigallocatechin gallate, EGCG)는 60%로 가장 많은 조성비를 차지하고 있다. 대략 한 잔의 녹차에는 EC 17mg, ECG 28mg, EGC 65mg, EGCG가 142mg이 함유되어 있다[4].

녹차를 만들 때, 찻잎을 찌거나 덖어서 찻잎 속에 들어있는 산화효소를 파괴함으로써 카테킨의 성분을 그대로 보존하고자 하는 이유는, 차의 효용성을 유지하기 위함이며, 카테킨 중 EGCG가 녹차의 주 효능 성분이라고 말할 수 있다. 그러나 홍차나 우롱차의 경우, 산화과정을 거치는 가운데 카테킨 성분이 줄어든다.

- 녹차가 우수한 이유: 녹차 속의 주 효능 성분인 카테킨이 그대로 보존되기 때문
- 홍차, 우롱차: 산화과정을 거치는 가운데 카테킨 성분이 줄어듦

카테킨의 대표적인 효능

항산화작용으로 노화를 억제하고, 혈중 콜레스테롤의 수치를 낮춤으로써 심장병을 예방할 수 있으며, 특히 카테킨 중 EGCG는 체열 발

생을 증가시키고, 지방분해 작용에 중요한 역할을 함으로써 비만예방에 효과를 나타낸다[31]. 마지막으로, 하루에 녹차를 10잔 정도 마시면 암을 예방할 수 있는 항암효과가 있으며, 장기간 녹차를 마시면 심장병과 암 발생 위험을 줄일 수 있다[4].

- 녹차의 카테킨 성분의 주 효능: 노화억제 (항산화작용), 심장병 예방 (콜레스테롤 수치 낮춤), 비만예방 (체열발생 증가), 항암효과

카테킨과 항암효과

정상적인 세포는 세포 자체의 조절기능에 의해 분열과 성장을 하고 수명이 다하거나 손상이 되면, 스스로 사멸함으로써 전반적으로 수의 균형을 유지한다. 그러나 세포 자체의 조절 기능에 문제가 생기면, 정상적으로 사멸해야 하는 비정상세포들이 과다하게 증식되며, 림프계나 혈류를 따라 다른 조직으로 침입하여 기존의 정상세포들을 변형시키는데, 이것이 암 (cancer)의 특성이라 할 수 있다.

녹차의 카테킨은 암세포에 대하여 세포독성 (cytotoxicity)을 통하여 암세포증식을 억제하고, 세포 자신이 지닌 프로그램을 작동시켜, 자살하는 세포사멸 (apoptosis)을 유도한다[32]. 뿐만 아니라 암세포가 생존하는 데 필요한 산소와 영양분을 얻기 위한 신생혈관의 생성을 억제함으로써[33] 암세포의 성장과 타 장기로의 전이를 막는 역할을 한다.

- 녹차의 카테킨 성분이 항암작용을 하는 기전: 암세포에 대하여 세포독성 (cytotoxicity), apoptosis를 유도, 암세포가 산소와 영양분을 얻기 위한 신생혈관의 생성을 억제

카테킨이 풍부한 녹차를 음용하려면

대부분의 사람들은 녹차를 마실 때, 티백을 뜨거운 물에 몇 번 흔들어서 차의 색깔이 그린색이 되면, 티백을 꺼내서 마신다. 하지만 대화를 나누다가, 담가 둔 티백을 잊고 한참 두었을 때의 녹차의 색과 맛을 기억하는가? 우리는 한번쯤 누런색의 떫은 맛이 나는 차를 마신 경험이 있을 것이다.

녹차의 주 효능 성분이며, 떫은 맛을 내는 카테킨 중 대표적인 EGCG의 경우, 분자량이 458.4 정도되는 덩치가 큰 물질이므로, 뜨거운 물에 용출되어 나오는데도 시간이 좀 걸린다. 그러므로, 녹차의 카테킨 성분을 제대로 섭취하기 위해서는 티백의 경우, 뜨거운 물에 수 초보다는 20~30초 정도, 찻잎은 2~3분 정도 우려내어 마시는 것이 좋다.

우려낸 녹차를 너무 오랫동안 두었다가 마시게 되면, 우러 나온 카테킨 성분이 공기 중 산소에 의하여 산화가 되면서 차의 색깔은 갈색으로 변하게 되고, 카테킨의 효과를 누리기가 어렵기 때문에 우리고 난 다음에는 바로 마시는 것이 좋다.

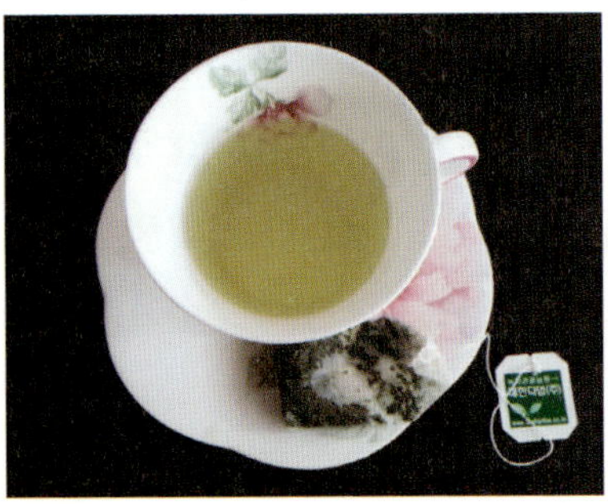

2~3초 우린 녹차

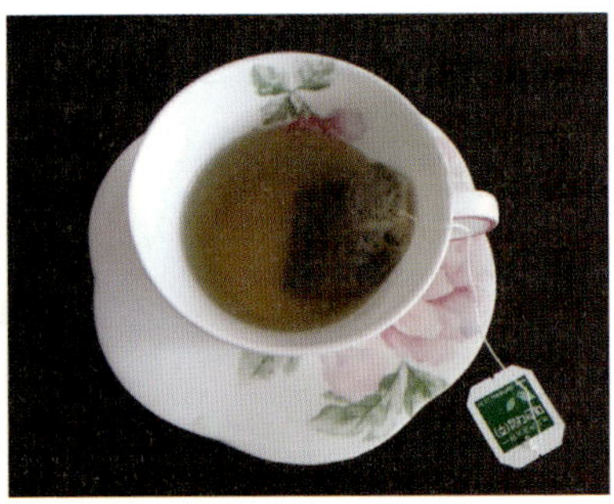

20~30초 우린 녹차

카테킨이 풍부한 녹차를 음용하기 위한 적합한 용출 시간

카테킨이 풍부한 녹차를 음용 하기 위해서 티백의 경우, 20~30초 정도 우려서 바로 마시 것이 좋다.

테아닌 (Theanine)

테아닌은 녹차의 감칠맛을 내는 아미노산으로서, 스트레스로 인한 긴장을 완화시키고, 카페인의 길항 작용을 하는 성분이다.

녹차와 카페인 (Caffeine)

지금까지 녹차의 효능에 대하여 살펴보았다. 녹차는 항암효과, 노화억제, 비만예방, 충치예방, 심장병과 같은 질병 예방 측면에서 우수한 효과를 나타냄에도, 많은 사람들이 녹차 마시는 것을 우려하는 것 같다. 이는 녹차 내에 함유되어 있는 카페인이 염려되어, 녹차를 어린 아이에게 먹여도 되는지, 또는 앞에서 언급했듯이 하루에 10잔 정도의 녹차를 마시면 항암효과가 있다고는 하지만, 카페인 1일 섭취 기준량과 비교해 보았을 때, 카페인의 함량이 어떻게 되는지가 걱정이 되어, 녹차를 마시는 것이 조심스럽다고 주변 지인들이 자주 말하곤 한다.

지금부터는 카페인의 긍정적인 측면과 부정적인 면에 대해서 알아보고, 커피 속의 카페인과 녹차 속의 카페인 사이에 어떠한 차이가 있으며, 녹차 속의 카페인 함유된 양을 다른 식품과 비교함으로써 녹차를 마음 놓고 먹을 수 있는지에 대하여 알아보고자 한다.

일반 카페인의 작용

긍정적인 면

카페인이 인체에 미치는 영향은 개인의 신체 크기와 카페인에 대한 내성 정도에 따라 다르지만 적당량을 섭취했을 경우, 일반적으로 정신을 각성시켜 졸음을 막아주고, 집중력과 정확도를 향상시키는 효과가 있으며, 이뇨작용을 촉진시킴으로 노폐물을 배설시키는 역할도 한다. 또한 식사 후, 카페인의 섭취는 위벽을 자극하여 위산의 분비를 증가시킴으로써 소화력을 증진시킨다.

• 긍정적 측면: 각성효과, 노폐물 배설, 식사 후 소화력 증진

부정적인 면

임신기에 하루 카페인 섭취량을 300mg 초과 시, 즉 원두커피 3잔 이상을 마시는 경우, 태아의 성장이 부진하여 저체중아가 태어날 수 있고, 이뇨작용을 통하여 노폐물만 배출되는 것이 아니라 몸에 필요한 무기질의 배설, 예를 들어 칼슘 배설을 증가시키므로 폐경기 여성의 경우, 골 질량을 감소시킬 수도 있다. 또한, 많이 마시게 되면 위산과다 분비로 위점막의 손상으로 위염이나 위궤양을 일으킬 수 있기 때문에 카페인이 체중감량에 효과가 있다고 할지라도 커피를 이용하여 체중감량을 시도하는 것은 삼가야 할 것이다.

카페인을 장기간 다량 복용 시, 카페인 중독을 초래할 수 있는데, 불안, 신경과민, 불면, 심장 떨림과 같은 다양한 신체적, 정신적 증상을 수반한다.

• 부정적 측면: 저체중아 출산, 칼슘배설로 인한 골질량 감소, 위점막 손상, 카페인 중독

녹차 속 카페인

그럼, 카페인이 함유되어 있는 녹차를 암 예방에 효과적이라고 하

여, 하루에 10잔씩 섭취하거나 성장기에 있는 어린이가 마셔도 안전한 음료인가에 대하여 알아보고자 한다.

녹차 속에 함유되어 있는 떫은 맛을 내는 주 효능 성분, 카테킨은 녹차에 함유되어 있는 카페인과 구조적으로 잘 결합하여, 카페인의 활성을 억제함과 더불어 카페인이 체내에 빠르게 흡수되는 것을 억제한다. 따라서 녹차를 마셨을 때, 실제 양에 비해 우리 몸에 흡수되는 카페인 양은 줄어들게 된다.

또한, 녹차의 감칠맛을 내는 테아닌도 카페인과 결합하여 카페인의 활성을 억제하므로, 카페인의 효과를 줄이는 데 한 몫을 하기 때문에 커피를 마셨을 때 나타나는 부작용들이 나타나지 않는다. 테아닌 성분은 신경계 전체를 안정화시키는 역할을 하므로, 사람들은 카페인이 함유되어 있는 녹차를 마시더라도 오히려 흥분을 일으키기보다는 혈압이 낮아지고 마음이 가라앉는 기분을 느낄 수 있게 되는 것이다[17].

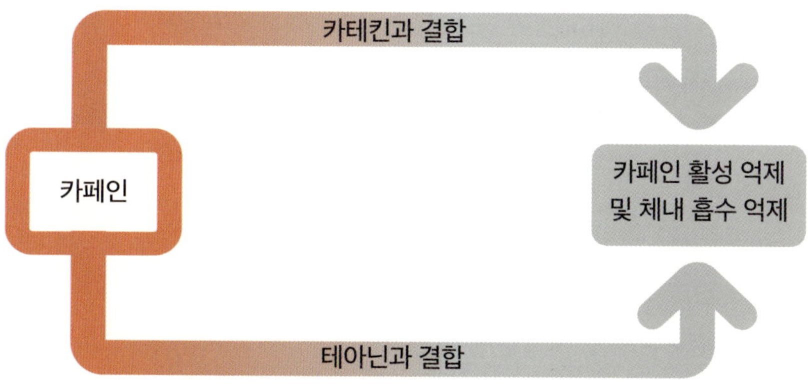

녹차내 카페인에 대한 카테킨과 테아닌의 역할

일일 권장 카페인 섭취량

어린이의 경우

식품의약품안전처 기준에 의하면, 원두커피 한잔에 90mg의 카페인이 함유되어 있고, 녹차 티백 1개에는 15mg의 카페인이 들어 있다 [37]. 오히려 어린이들이 즐겨 먹는 초콜릿 (16mg)과 콜라 (23mg)에 좀 더 많은 카페인이 함유되어 있는 것을 볼 수 있는데, 위에서 언급했듯이 녹차를 마실 때, 실제 양에 비해 우리 몸에 흡수되는 카페인 양은 훨씬 더 줄어들게 된다. 또한, 녹차에 함유되어 있는 카테킨 성분과 불소 성분이 충치예방에도 효과적이기 때문에 녹차는 어린이에게 안전하고, 이로운 음료라고 할 수 있다.

어린이의 경우, 일일 권장 카페인 섭취량은 어린이는 몸무게 1kg당 2.5mg 이하이므로 체중이 30kg 어린이의 경우, 일일 섭취 권장량이 75mg이니, 이는 캔커피 1개의 카페인 함량에 해당된다.

- 어린이의 경우: 녹차 속의 카페인이 실제 양에 비해 우리 몸에 흡수되는 양은 훨씬 더 적고, 카테킨과 불소 성분이 충치예방을 하기에 녹차는 안전하고, 이로운 음료임

성인의 경우

일일 권장 카페인 섭취량은 성인의 경우, 400mg 이하, 즉 원두커피 4잔 정도에 해당되며, 임산부는 300mg 이하 (원두커피 3잔)이다. 많은 사람들이 암을 예방하기 위하여 하루에 녹차 10잔을 마시는 것을 우려하지만, 실제로 녹차 10잔에 함유되어 있는 150mg의 카페인이 하루 권장량을 넘지 않을 뿐만 아니라, 녹차 속의 카테킨과 테아닌으로 인하여 섭취한 만큼 흡수되지 않는다는 사실로 암 예방은 물론이며, 안심하고 음용할 수 있는 안전한 음료라 할 수 있다.

- 녹차 10잔에 함유되어 있는 카페인 양: 150mg의 카페인이 하루 권장량(400mg)을 넘지 않으며, 녹차 속의 카테킨과 테아닌이 카페인의 흡수를 억제하므로 암 예방은 물론이며, 안심하고 음용할 수 있는 안전한 음료라 할 수 있음

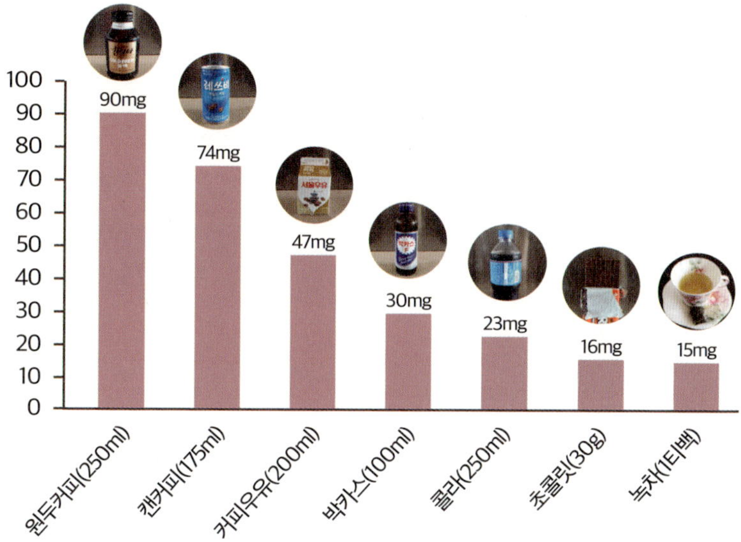

식품별 카페인 함량(mg)

(출처: 김숙희, 정혜경, '취약계층의 카페인 일일 권장량의 설정에 관한 연구', '국내 식품 중 카페인 함유량 및 표시실태', 식품의약품안전청 용역연구사업 결과 보고서 (2007)[25].)

10장

유산균

현대인들은 일상 가운데서 받는 스트레스와 과도한 다이어트로 인하여 변비를 겪고 있는 사람들이 많은 것 같다. 그래서 유산균 발효유나 떠먹는 요거트는 물론이고, 심어지 매스컴을 통하여 광고되는 유산균 제제를 이용하여 더욱 간편하게 유산균을 섭취할 수 있게 되었다.

사람들의 인식에 유산균은 변비를 해결해 주는 정도로 알고 있을 것이다. 10장에서는 유산균의 대표적인 효능과 일반 우유를 섭취하는 것보다 우유를 유산균 발효시켜 섭취하는 것이 우유의 소화·흡수율을 높이는 데 도움이 되는 이유에 대하여 알아보고자 한다.

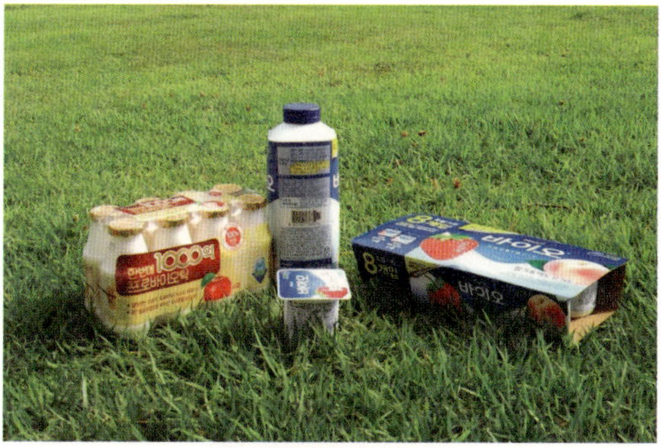

유산균 발효유

일반우유를 섭취하는 것보다 우유를 유산균 발효시켜 섭취하는 것이 소화 흡수율이 높다.

유산균이란?

이미 1장, 막걸리에 관한 내용에서 언급했듯이, 유산균은 포도당 또는 유당(젖당)과 같은 탄수화물을 이용하여 젖산 (lactic acid)이나 아세트산 (acetic acid)과 같은 유기산을 생성하는 균이며, 당으로부터 유기산이 만들어지는 과정을 '유산균 발효'라고 한다. 이때 최종 산물인 유기산 중 젖산이 50% 이상 차지한다. 유산균은 장내에 서식하는 잡균에 의한 이상발효를 방지함으로 장을 건강하게 하는 중요한 유익균이다. 대표적인 유산균 발효식품으로 김치, 된장, 간장, 요거트, 치즈, 발효버터 등이 있다.

탄수화물
(포도당, 유당) → 유산균 → 유기산 (젖산) + 탄산가스
(유산균 발효)

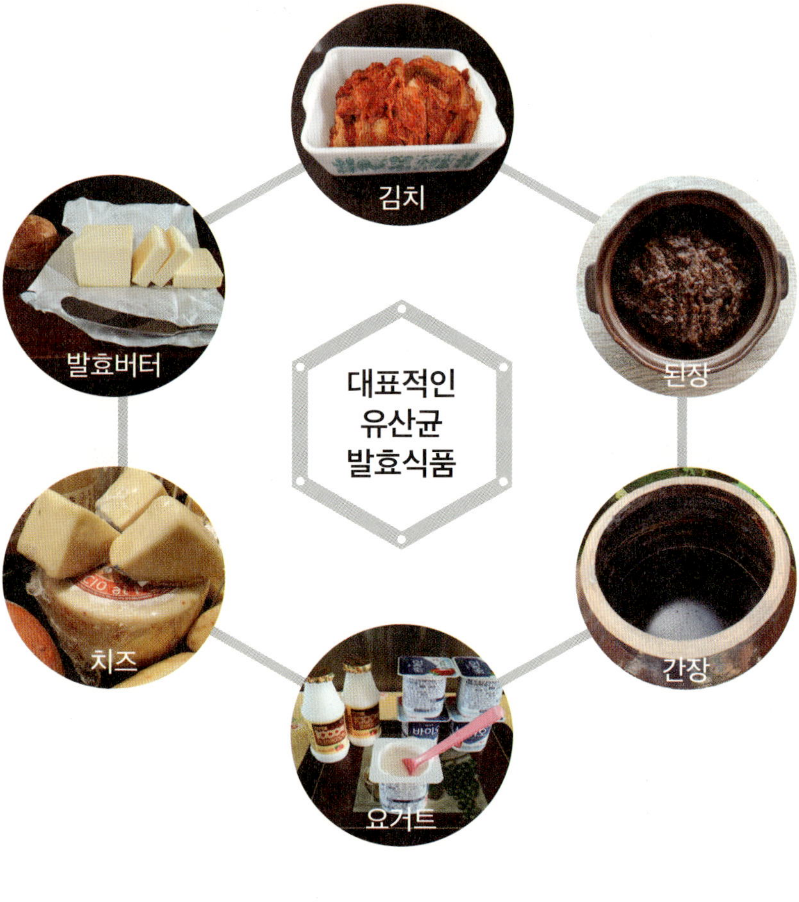
김치
발효버터
된장
대표적인
유산균
발효식품
치즈
간장
요거트

유산균의 발견

유산균은 포도주 산패의 원인을 연구하는 과정에서 1858년에 파스퇴르에 의해 처음으로 발견이 되어졌는데, 그 뒤 1889년에 어린이의 장에서 바실러스, 비피더스라는 유산균이 발견되었다.

엄마 배 속에 있는 태아는 완전 무균 상태이나 출생과 더불어 유해세균인 대장균, 이질균, 살모넬라 등이 출현하며, 출생 3~4일 후 비피더스균이 급속히 증가하여 우세균이 된다. 모유 영양아는 비피더스균이 우세하고 대장균 열세한 반면, 우유 영양아는 모유 영양아보다 부패균이 10배 더 많다.

생물학자인 메치니코프에 의해서 유산균 발효유가 전세계적으로 널리 보급되는 계기가 되었고, 1908년, "인간의 노화는 장내 부패균이 장내에서 만드는 독소에 의한 만성 중독 때문이며, 장내 부패를 방지하면 노화를 지연시킬 수 있다"고 주장 하였다. 또한, 유산균 발효유를 일상적으로 마시는 불가리아 지역에서 100세 이상의 장수하는 사람이 많다는 점을 찾아 볼 수 있는데 특히, 요거트 섭취가 실제로 인간의 건강과 수명 유지에 중요한 역할을 한다고 제안하였다 [4].

- 모유 영양아: 비피더스균이 우세하고 대장균 열세함
- 우유 영양아: 모유 영양아보다 부패균이 10배 더 많음
- 생물학자인 메치니코프: 장내 부패를 방지하면 노화를 지연시킬 수 있다고 주장

  요거트 섭취가 실제로 인간의 건강과 수명 유지에 중요한 역할을 한다고 제안

유산균의 효능

사람의 장에는 약 1kg의 균이 서식하고 있으며, 사람의 분변을 현미경으로 관찰하면 거의 균 덩어리로 이루어져 있음을 알 수 있다. 모유를 먹는 건강한 아기의 경우, 분변 균 중 90% 이상이 비피더스균으로 이루어져 있으나, 나이가 들면 점차 비피더스균은 감소하고 장내 유해균이 증가하게 된다. 이러한 정상적인 노화 과정에서 장내균총의 분포를 정상화가 되도록 도와주는 것이 유산균의 기능이다[4].

- 유산균의 기능: 장내균총의 분포를 정상화가 되도록 도와주는 것

항암작용

유산균에 의해 생성되는 유기산인 젖산과 아세트산은 장내 산도를 낮추어 부패균이 살기 어려운 환경을 만들어 줌으로써, 유해균의 성장을 억제하고 정장작용을 할 뿐만 아니라 장내 유해세균에 의해 대장에서 생성되는 니트로소아민 (nitrosoamine), 페놀 (phenol) 등과 같은 발암물질을 감소 시킨다.

- 정장작용: 장을 깨끗하게 하여 장의 기능을 개선함
- 유산균에 의해 생성된 유기산: 장내 산도를 낮추어 부패균이 살기 어려운 환경을 만듦

면역력 증진작용

우리 몸의 면역세포 중 약 70%가 장에 존재하는데, 장내에 유익균인 유산균이 정착하게 되면 세균, 바이러스를 신속히 감지해 면역세포 분열을 촉진시킴으로써 장내 면역체계가 활성화되므로 비정상세포의

증식을 방지한다.

- 바이러스를 신속히 감지해, 면역세포분열을 촉진시켜 비정상세포의 증식을 막음

헬리코박터 파일로리 (Helicobacter pylori)에 대한 방어

유산균에 의해 생성되는 젖산과 아세트산에 의한 장내 PH변화를 통하여 항균력을 증가시킴으로써 위염, 위궤양, 십이지장궤양, 위암의 원인인 파일로리균의 성장을 억제하는 기능을 한다.

- 장내 PH변화를 통하여, 파일로리균 (위염, 위궤양, 십이지장궤양, 위암의 원인)의 성장을 억제하는 기능

혈중 콜레스테롤 농도 낮춤

유산균이 직접 콜레스테롤 분해효소를 생성하여 분해함으로써 혈중 콜레스테롤의 농도를 낮춘다.

- 콜레스테롤의 농도를 낮춤

피부미용 및 항알레르기 효과

피부의 여드름균, 잡균을 억제시키고, 모유 수유기의 산모와 영아가 유산균을 생후 6개월간 복용하면, 아토피 피부염의 발생을 감소시키는 효과가 있다고 보고되고 있다.

- 여드름, 아토피 피부염의 발생 감소

변비치료 및 소화 흡수 도움

앞서 1장의 막걸리편에서 언급했듯이, 유산균 발효에 의해 생성된 유기산들은 '장의 연동 운동'을 증가시키므로 '변비 치료'에도 효과가 있으며, 유산균들이 증식하면서 부산물로 '소화효소'를 생성함으로 음식물의 소화 흡수를 돕는다. 즉, 정상적인 변은 중성이지만 산성변을 볼 경우, 소화기능이 떨어져 음식물이 장의 하부로 내려가 유산균에 의하여 소화되었음을 의미한다.

- 변비치료, 음식물의 소화 흡수 도움

방귀

방귀의 조성

방귀의 조성은 대체로 질소 (23~80%), 산소 (0.1~2.3%), 수소 (0.06~47%), 메테인 (0~26%), 탄산가스 (5~29%)이며, 개인에 따라 차이가 크게 날 수 있고, 식이 조절로 방귀 성분이 달라질 수 있다. 장내 가스 상당량이 흡수되어 혈액을 통해 운반되고, 폐를 통해 입으로도 방출되며, 간에서도 처리된다.

- 방귀 성분: 식이 조절로 달라질 수 있음
- 장내 가스 상당량이 흡수 → 폐를 통해 입으로도 방출되며, 간에서도 처리됨

방귀가 잦은 경우

방귀가 잦은 경우는 위장의 흡수 능력과 간, 췌장의 기능이 저하된 경우인데 즉, 소화기능이 저하된 경우에 음식물이 필요 이상으로 장내

에 정체되고 있어서 장내 세균에 의해 분해가 계속되고 있음을 의미하며, 주로 저녁식사를 과식한다든지 식사 후 바로 취침을 하거나 음주 시, 스트레스에 의해서도 많이 발생한다. 또한 식사 내용이나 식사량이 불균형적일 경우에도 이와 같은 현상이 나타날 수 있다.

- 방귀가 잦은 경우: 음식물이 필요 이상으로 장내에 정체, 저녁식사 과식, 식사 후 바로 취침, 음주, 스트레스, 식사 내용이나 식사량이 불균형적일 경우

장내 가스로 인한 장해

장내 가스로 인한 장해로는 여드름, 기미가 생기며, 어깨 결림, 등, 허리 결림, 수족 냉증, 가스 팽창으로 인한 심장장애, 세균 독소가 혈류를 타고 심장에 도달함으로 협심증이 발생할 수 있고, 심지어 대장암에 노출될 수 있다.

- 장내 가스로 인하여: 여드름, 기미, 허리 결림, 심장장애, 대장암에 노출 가능성 큼

유산균 섭취 시기

식물성 유산균은 영양이 부족한 곳인 식물에 생식하므로 주로 김치, 간장, 된장에서 발견된다. 유산균 발효 시, 유산균은 포도당, 과당, 설탕, 맥아당, 다양한 다당류을 이용하여 유기산을 생성하는데, 특히 유산균은 강한 산성에서 살아 남기가 어렵다. 하지만, 식물성유산균은 위산과 담즙산을 잘 통과하여 소장에 살아서 도달하여 장에서 증식하고 정착하게 된다.

반면에, 동물성 유산균은 우유와 같은 영양이 풍부한 곳에서 생식하며, 주로 요거트, 치즈에 함유되어 있다. 유산균은 발효과정을 통하여 젖당을 젖산으로 바꾸며, 섭취량의 20%~30%만이 살아 남아 장에 도달한다.

이러한 이유로, 유산균 음료는 식전이나 식간의 공복에 섭취하는 것이 효율적이다. 우리가 음식물을 먹게 되면, 위에서 위산 (강산)이 분비되기 때문에, 식후에 유산균을 섭취하면 유산균이 살아서 장에 도달하기가 어렵기 때문이다.

- 유산균: 위산과 같은 강한 산성에서 살아 남기가 어렵기 때문에 식전 또는 식간의 공복에 섭취하는 것이 효율적임

우유보다 발효유가 소화흡수율이 높은 이유

우유의 결점

우유는 당류 (약 4.6%), 단백질 (약 3.5%), 지방 (약 3.5%), 비타민, 무기염류 등으로 구성되어 있는 중요한 영양식품이지만, 두 가지의 결점을 가지고 있다.

첫째, 위 안에서 쉽게 응고되어 소화·흡수가 잘 되지 않는다. 그 이유는 우유 속에 함유되어 있는 카제인이라는 단백질이 쉽게 응고되기 때문이다. 우유의 응집력은 50~90g이며, 대개 알부민이라는 단백질이 함유된 모유의 응집력은 0~2g정도이다.

둘째, 어른들이 우유를 먹었을 때 대체로 쉽게 배가 부풀고 설사를 하게 되는 원인은 우유 중에 함유된 당류로 인함이다. 모든 동물의 젖에 있는 젖당(lactose)은 젖당분해효소에 의해 분해, 소화될 수 있는데, 어린이의 경우, 젖당분해효소가 많지만, 연령이 증가하면 점차 줄어들게 되므로, 어른들이 우유를 마실 때 소화가 잘 되지 않고 설사를 하게 된다.

- 우유의 결점: 우유 속에 들어있는 카제인 단백질이 쉽게 응고되며, 성인이 되면 젖당 분해효소가 줄어듦으로 우유에 함유된 젖당이 소화가 잘 안 되므로 설사를 하게 됨

발효유의 장점

발효유는 신선한 우유를 유산균으로 발효시킨 것으로, 건강에 아주 좋은 영양식품이다. 발효과정 중, 젖당이 젖산 (lactic acid)으로 바뀌고, 쉽게 응고되는 β-카세인이 잘 응고되지 않는 γ-카세인으로 바뀜으로, 우유의 영양가는 파괴되지 않지만, 우유의 흡수율이 크게 높아지기 때문에, 모든 이들에게 먹기 좋은 식품이 될 수 있다. 또한 유산균 발효를 통해 만들어진 젖산은 칼슘의 흡수를 도와준다.

- 발효유의 장점: 잘 응고되는 β-카세인→ 잘 응고되지 않는 γ-카세인으로 바뀌고, 젖당 → 젖산으로 바뀜으로 우유의 흡수율이 크게 높아짐

유산균 제품의 보관과 일일 권장섭취량

유산균 제품의 보관

유산균은 열에 약하므로 서늘한 곳, 냉장보관을 해야 함유된 유산균의 손실 없이 섭취가 가능한데, 요구르트를 사서 가방에 넣어 두었다가 잊고 다음날 꺼내 마시면 설탕물을 먹는 것과 같다. 유산균제제는 너무 많은 양을 구입하면 미처 다 복용하기 전, 생균의 손실이 발생할 수 있으므로 먹을 만큼 구입하는 것이 좋다.

- 유산균제품: 냉장보관

일일 권장섭취량

식품의약품안전처에서 지정한 하루 권장 섭취량은 1억~백억 마리이다. 권장량 이상으로 섭취하더라도 더 나아지는 것은 아니다. 오히려 과량으로 섭취하면, 가스를 발생시켜 설사 등을 유발할 수 있으므로 하루 권장량을 지키는 것이 좋다.

- 일일 권장섭취량: 1억~백억 마리
- 유산균 제품 과량 섭취 시: 설사 유발

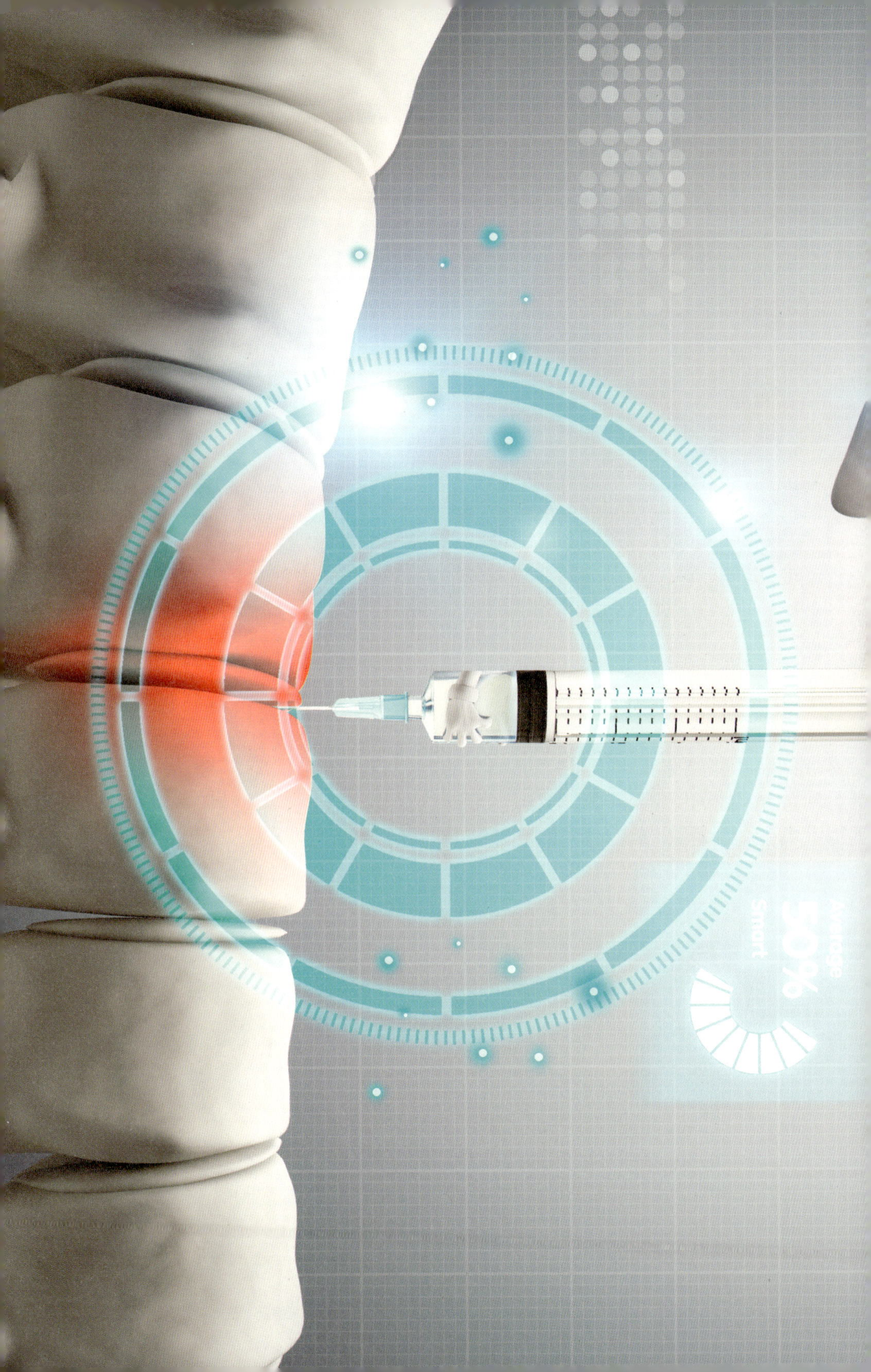
Average
50%
Smart

힐링이 필요한 시대의 건강 이야기

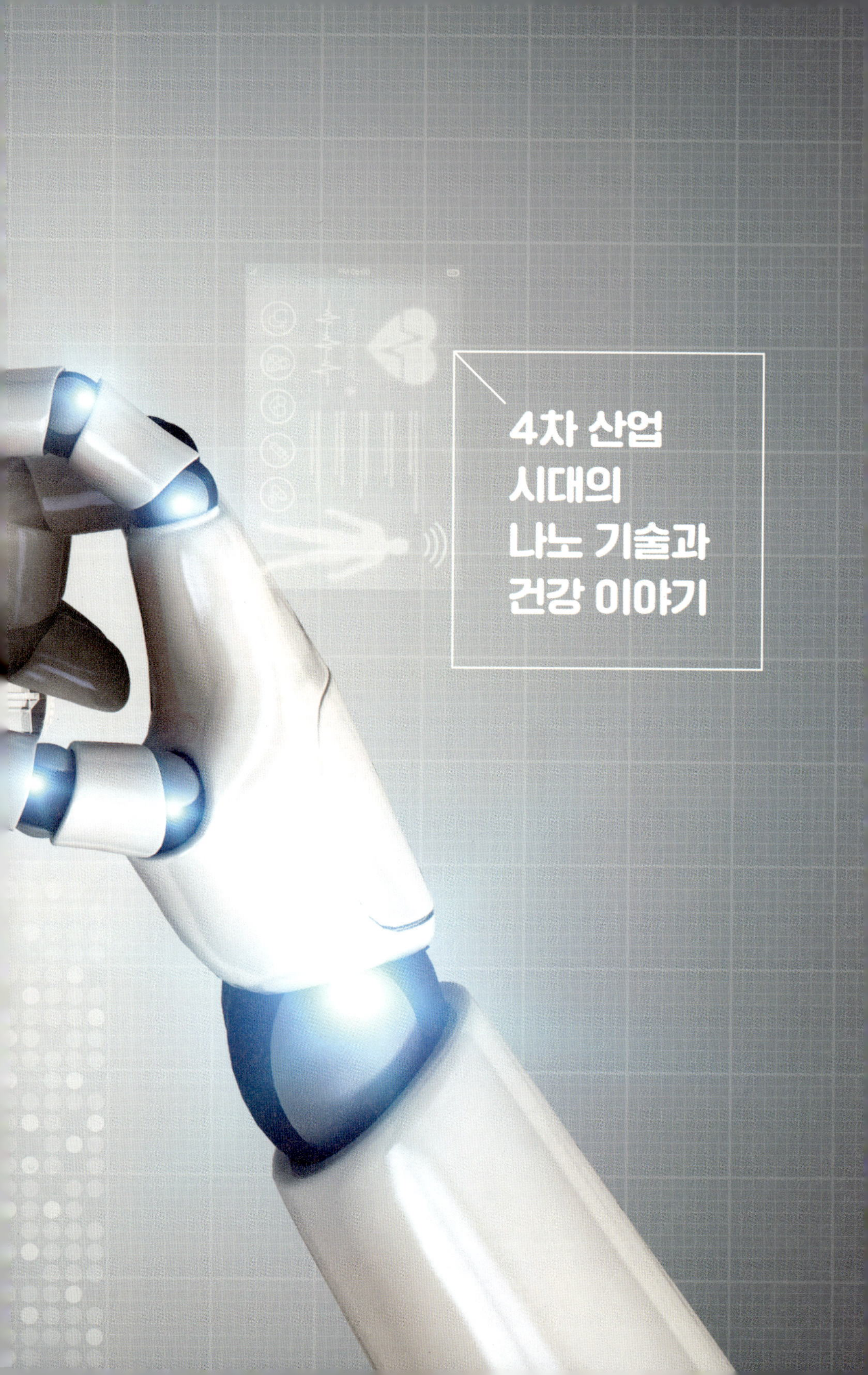
4차 산업
시대의
나노 기술과
건강 이야기

제4부

4차 산업시대의 나노 기술과 건강 이야기

11장 건강과 나노 기술 (Nano-technologies)

12장 나노 기술과 질병 진단 및 치료

11장

건강과 나노 기술 (Nano-technologies)

얼마 전까지만 해도 봄철에 중국, 몽골과 같은 아시아 대륙의 사막 지대로부터 모래, 황토, 먼지 등이 바람을 타고 날아오는 것을 황사현상이라고 불렀는데, 근래에는 과학의 발달로 먼지의 크기에 따라 미세먼지, 초미세먼지라고 구분 짓는 것을 볼 수 있다.

예전에는 추위로부터 목을 보호하기 위하여 방한용 마스크를 꼈다면, 지금과 같이 감염병 시대에는 바이러스 입자를 차단하여 호흡기를 보호할 목적으로, 차단할 입자의 크기에 따라 다양한 종류의 마스크가 선을 보이고 있다.

11장에서는 나노 기술 (nano-technologies)이 무엇이며, 건강을 위하여 일상생활 가운데 나노 기술이 접목된 사례는 어떠한 것이 있는지에 대하여 알아보고자 한다.

나노 기술이란?

나노 미터 (nano meter, nm) 크기

나노 (nano)는 10의 마이너스 9제곱 (10^{-9})으로서 10억분의 1을 의미하고, 1나노미터 (nanometer, nm)는 10억분의 1미터이다. 우리는 미터(meter, m) 스케일의 세계에 살아가고 있는데, 나노미터 크기의 이해를 돕기 위하여 사물의 크기로 생각해보자.

손톱은 1미터 (m)의 1/100인 1센티미터 (cm) 정도가 되고, 바늘의 직경은 1미터의 1/1000인 1밀리미터 (mm) 정도이며, 적혈구의 크기는 1미터의 $1/10^6$ 인 1마이크로미터 (μm)이다. 나노미터는 마이크로미터 (μm)의 1/1000 로서 DNA폭 정도의 크기에 가깝게 된다[18].

- 1 나노미터 (nanometer, nm): 10^{-9} 미터

나노 기술

나노과학은 아주 작은 크기, 수 나노미터에서 수백 나노 크기의 물질을 만들고, 이때 만들어진 물질에서 나타나는 특이한 성질을 연구하는 학문이고, 나노기술은 우리 실생활에 사용될 수 있는 나노소재, 나노시스템을 만드는 기술이다.

- 나노기술: 우리 실생활에 사용될 수 있는 나노소재, 나노시스템을 만드는 기술

멤브레인 (membrane, 분리막)

멤브레인은 선택적으로 분리하는 기능이 있는데, 액체 또는 기체의 혼합물 중 원하는 입자를 선택적으로 투과하여 분리하는 필터 (filter)라고 말 할 수 있다.

- 멤브레인: 원하는 입자를 선택적으로 투과하여 분리하는 필터 (filter)

멤브레인의 종류

기공의 사이즈에 따라 정밀여과막 (Micro Filtration)은 최소 100nm의 기공크기로서 박테리아, 에멀젼 크기의 부유물을 걸러낼 수 있고, 한외여과막 (Ultra Filtration)은 수 나노미터급의 기공 크기를 가지고 있는데, 단백질이나 다당류와 같은 고분자 물질 등을 걸러내는 역할을 한다.

또한, 나노 여과막 (Nano Filtration)은 1nm 기공크기 내외로 저분자량의 유기물을 걸러낼 수가 있으며, 그 외에도 역삼투막 (Reverse Osmosis)은 역삼투 현상을 이용하여 염분이나 중금속을 걸러내는 데 사용이 된다. 마지막으로 이온교환막 (Ion Exchange)은 이온을 선택적으로 분리하며 리튬이온전지 세퍼레이터와 연료전지의 멤브레인이 이에 해당된다[26].

- 정밀여과막 (Micro Filtration): 최소 100nm의 기공크기, 박테리아, 에멀젼 크기의 부유물 걸러냄
- 한외여과막 (Ultra Filtration): 수 나노미터급의 기공크기, 고분자 물질(단백질, 다당류) 걸러냄

- 나노 여과막 (Nano Filtration): 1nm 기공크기 내외, 저분자량의 유기물 걸러냄
- 역삼투막 (Reverse Osmosis): 역삼투 현상을 이용, 염분이나 중금속을 걸러 냄.
- 이온교환막 (Ion Exchange): 이온을 선택적으로 분리, 리튬이온전지 세퍼레이터와 연료전지의 멤브레인이 해당됨

멤브레인의 최초 사용

멤브레인에 관한 연구가 19세기부터 시작되었는데, 2차 세계대전 중, 독일 상수도 시설의 오염도를 측정하기 위하여 처음으로 사용되었다. 식수원의 각종 병원성 세균의 오염도를 측정함으로, 기존에 4일이 걸리던 검사시간을 하루로 단축시킬 수가 있었었다.

- 멤브레인 최초 사용: 2차 세계대전 중 독일 상수도 시설의 오염도를 측정 하기 위하여

건강을 위한 나노 기술의 활용

해수 담수화, 가정용 정수기, 상·하수 처리장

역삼투막을 이용하여 바닷물의 염분을 걸러내어 담수로 바꾸는 초기 기술은 1940년대 2차 세계 대전 당시 미 해군이 개발하게 되었다. 그 이후, 멤브레인 성능의 지속적인 개발이 이루어짐으써 다양한 분야에도 급속히 확대되었다.

위에서 언급한 해수 담수화 외에 정밀여과막을 이용한 가정용 정수기, 상·하수 처리장에서 병원성 세균 등에 대한 처리능력이 뛰어나므로 수처리 분야가 가장 큰 시장을 형성하고 있다.

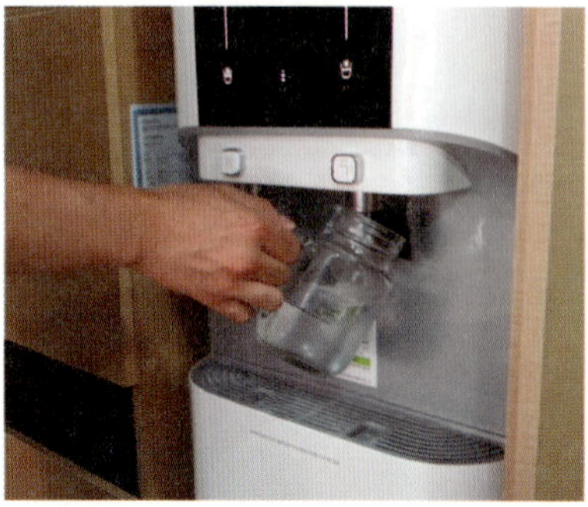

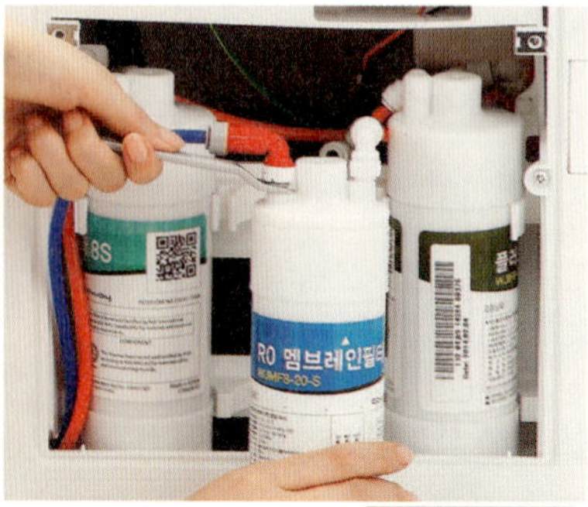

(출처: 코웨이)

가정용 정수기

정밀여과막을 이용한 가정용 정수기, 상·하수 처리장에서 병원성 세균 등에 대한 처리능력이 뛰어남으로 수처리 분야가 가장 큰 시장을 형성하고 있다.

음료

여름철에는 갈증을 해소하기 위하여 시원한 맥주를 많이 찾는데, 생맥주에는 효모 등 미생물이 살아 있어서 상온에서 보존 기간이 짧으므로 과거에는 가열 살균처리를 했다.

이제는 멤브레인을 이용하여 제조과정 중에 존재하는 효모와 잡균을 걸러 낼 수 있게 되어 맥주 고유의 맛과 향을 즐길 수 있게 되었다.

- 생맥주: 보존 기간을 늘리기 위하여 과거에는 가열 살균처리를 했지만, 이제는 멤브레인으로 미생물을 걸러 내어 맥주 고유의 맛과 향을 즐길 수 있게 되었음

기능성 등산용품: 고어텍스 (Gore-Tex) 멤브레인

1980년대에만 하더라도 학교에서 M.T.로 등산을 갈 때면, 대부분 학생들의 복장은 청바지에 티셔츠 또는 남방을 입고 점퍼를 걸친 차림새였다. 요즈음은 동네 뒷산을 가도 기능성 등산복에 등산화를 제대로 갖추어 신고 산행을 하는 모습을 흔히 볼 수 있는데, 이와 같은 기능성

등산복의 가격이 만만치 않음에도 불구하고 아웃도어 시장의 매출액이 가파른 상승세를 보이고 있다. 먼저, 기능성 등산복에 많이 이용되고 있는 고어텍스에 대하여 살펴보자.

고어텍스는 물이 스며드는 것은 막고 수증기는 배출하는 기능성 섬유로서 미국 고어 (Gore)사가 1960년대에 개발하였는데, 1976년부터 실용화되기 시작했다. 고어텍스 원단은 1제곱인치당 90억 개 이상의 미세 구멍으로 이루어진 얇은 멤브레인을 나일론에 천에 접착하여 만들어진다.

이 미세 구멍은 외부로부터 눈, 비는 통과할 수 없을 정도로 작고, 내부에서 발생되는 땀은 수증기 형태로 충분히 통과할 수 있을 정도로 크므로 방수, 투습뿐만 아니라 방풍 기능까지 갖추고 있다. 고어텍스 멤브레인의 개발로 인하여 기존에 방수 가공한 옷을 입었을 때 생기는 '더운 습기'의 문제가 해결되게 되었다. 고어텍스는 세탁기로 돌리거나 구겨 빨면 멤브레인이 망가질 수 있음으로 칫솔로 조심스레 닦아주는 것이 좋다.

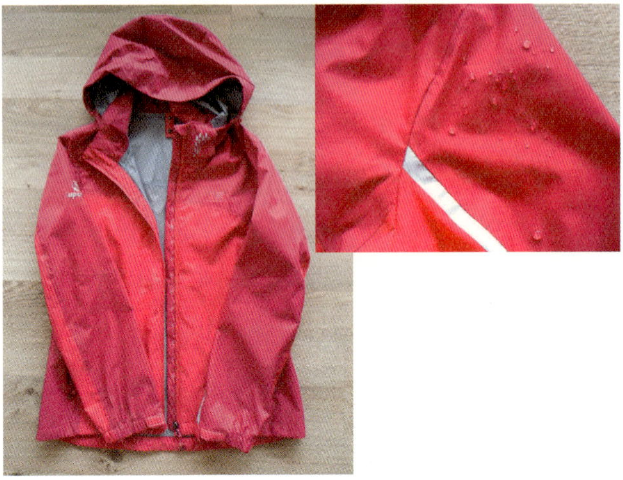

Gore-Tex 멤브레인을 이용한 기능성 등산복

고어텍스는 멤브레인을 나일론 천에 접착하여 만들어지는데, 외부로부터 눈, 비는 통과할 수 없고, 내부에서 발생되는 땀은 수증기 형태로 배출된다.

채소 포장재 및 과수 봉지

기존 비닐 포장재로 싸인 채소의 경우, 산소가 소진되어 쉽게 상하지만, 멤브레인 포장재를 이용할 경우, 산소가 잘 통하고, 수분이나 박테리아, 세균 등은 멤브레인의 작은 기공을 통과 할 수 없어서 보존 기간이 길어지는 반면, 포장재가 멤브레인인 만큼 채소의 가격이 비싸질 수 있다는 것이 단점이다.

또한, 포도나 복숭아와 같은 과일을 재배할 때, 농약으로 인한 피해와 병충해를 막기 위해 보통 종이나 비닐로 된 봉지를 씌우는데, 종이는 비에 잘 젖고, 비닐은 통기와 고온에 취약하다는 단점이 있다.

하지만 나노멤브레인 봉지를 사용할 경우, 봉지 안의 공기 순환을 원활하게 하고 열을 외부로 배출시키고, 외부로부터 세균의 침입을 막을 수 있어서 재배의 효과를 극대화시킬 수 있어서 그 결과, 과일의 당도가 증가하고, 과일이 터지면서 껍질이 갈라지는 열과와 갈변 현상도 감소하여 과일의 품질 개선에 탁월한 효과가 있다고 2021년 5월에 경북농업기술원 측이 보고한 바 있다[36].

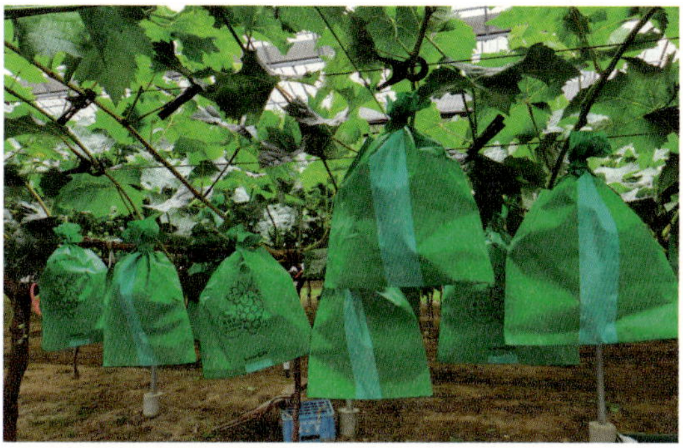

나노멤브레인을 과수 봉지로 사용한 경우

봉지 안의 공기 순환이 원활하고 열을 외부로 배출시키고, 외부로부터 세균의 침입을 막음으로 재배의 효과가 극대화되어 과일의 품질 개선에 탁월한 효과를 나타낸다.

(출처: 경북농업기술원)

은 나노 입자를 입힌 칫솔

한동안 은나노 칫솔이 인기를 누린 적이 있었다. 은 (silver)은 전기와 열을 잘 전도하는 부드러운 금속으로서 은화, 은수저, 잔, 촛대, 거울을 만드는 데 사용된다. 금 (gold)과는 달리 다른 물질과 화학반응을 잘 하기에, 사극에서 임금님의 수라상에 올려진 음식에 독극물이 있는지를 은수저의 색깔로 판별하는 장면을 볼 수 있는데, 각 가정에서 사용하는 은수저를 신경 써서 관리하지 않으면, 쉽게 검게 변하는 이유도 도시가스가 탈 때 발생하는 황화수소와 화학반응을 하기 때문이다.

또한 은은 항균, 살균효과가 있는데, 입자의 크기를 나노미터화함으로써 아주 적은 양으로 은의 표면적을 크게 하여 살균효과를 증대시킬 수가 있게 되었다. 화상에 감염을 방지하기 위한 연고, 세탁기에 사용되는 세탁볼, 항균 칫솔, 발 냄새 제거하는 양말, 여드름 전용 비누, 침구류 등 다양한 분야에 활용되고 있다.

제올라이트 (zeolite)와 치약

제올라이트는 0.4~10나노미터 크기의 기공들이 3차원적으로 배열되어 있는 '새장구조'라고 할 수 있다[19]. 제올라이트의 기공보다 작은 분자들은 통과할 수 있으나 이보다 큰 분자들은 통과하지 못한다. 이와 같이 나노 크기의 구멍을 통해 미립자를 제거하는 능력이 탁월하여, 수질정화, 하수의 독성 제거하는 데 활용될 뿐아니라 치석의 침착, 입 냄새를 제거하는 신기술의 치약제품 개발에도 이용된다[18].

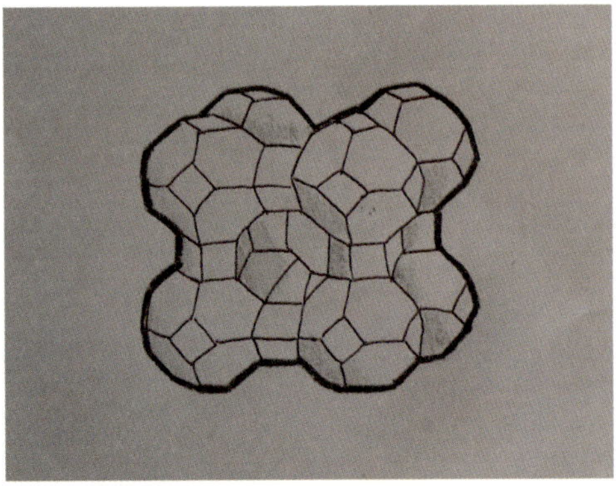

제올라이트의 구조 ©고명지, 2021

제올라이트는 0.4~10nm의 기공들이 3차원적으로 배열되어 있는 새장구조이며, 수질정화, 하수의 독성 제거, 치석의 침착, 입 냄새를 제거하는 신기술의 치약제품 개발에도 이용된다.

Daniel C. Harris, 'Quantitative Chemical Analysis', Sixth Edition, W.H. Freeman and Company, NewYork [19].

보건용 마스크

감염병 시대에 전 국민이 착용하는 보건용 마스크는 추위를 막기보다는 입자 차단용으로 사용되는데, 식품의약품안전처에 의하면, KF 80마스크의 경우, 평균 600nm (0.6 μm)크기의 미세먼지를 80% 차단하며, KF 94 마스크는 평균 400nm (0.4 μm) 입자, 즉 미세먼지, 초미세먼지, 바이러스까지 94% 차단 가능하다고 한다[37].

하지만 마스크에 사용되는 멤브레인의 기공이 작을수록 숨쉬기가 어려우므로 심장질환이 있는 환자들은 자신에게 맞는 마스크를 선택할 필요가 있다. 또한, 마스크를 사용한 후, 항균, 살균효과가 뛰어난 천연 허브인 유칼립투스, 페파민트의 정유성분으로 방향스프레이를 만들어 뿌려주면, 좀 더 청결하게 마스크를 관리할 수 있다.

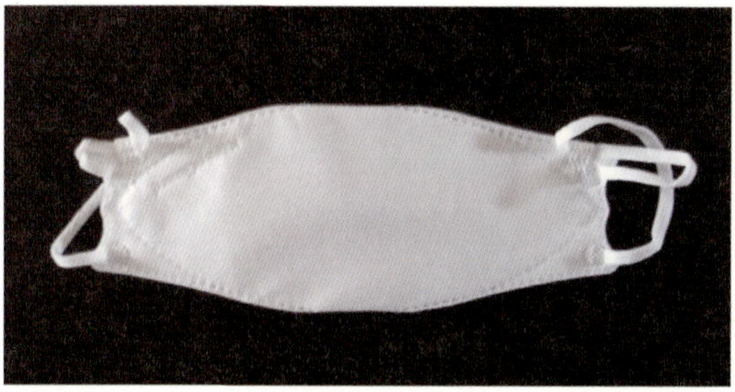

보건용 마스크

KF 80마스크는 평균 600nm 크기의 미세먼지를 80% 차단하며, KF 94 마스크는 평균 400nm 입자, 즉 미세먼지, 초미세먼지, 바이러스까지 94% 차단 가능하다.

나노 멤브레인의 전망

지금까지 나노기술이 접목되어 있는 나노멤브레인이 우리의 생활 가운데 얼마나 가까이에서 이용되고 있는지에 대하여 살펴보았다. 현재는 인공지능 개념이 적용된 멤브레인이 개발되어 예를 들자면, 고어텍스에 인공지능 (Altificial Intelligence, AI)을 적용하면, 외부온도에 따라 수증기 투과량이 달라지는 것이다. 외부의 온도가 기준온도보다 올라가면 수증기 투과량을 증가시키고, 그보다 내려가면 수증기 투과량을 억제시킴으로써 체온 유지에 도움이 되게 하는 것이다. 이와 같이 건강 분야뿐만 아니라 환경, 에너지 분야에서도 활용도가 많아서 발전 가능성이 높은 나노 소재라고 할 수 있다.

12장

나노 기술과 질병 진단 및 치료

항암제는 암세포에 대하여 세포독성 (cytotoxicity)과 성장억제효과 (cytostatic effects)를 나타내는 약제로서, 세포생존에 중요한 단백질의 작용을 방해 함으로써 마침내는 apoptosis (programmed cell death)의 과정을 통해 세포사멸하게 한다. 그런데 항암제의 한계는 암세포 부위의 세포만을 공격하는 것이 아니라, 정상세포까지 손상을 입혀 머리가 빠지고 위장 장애를 일으키며, 심지어는 약물의 일부는 암조직에 도달하기도 전에 용해되어 버리기도 하므로 약물의 효력이 제대로 나타날 수 없다는 것이다.

12장에서는 나노 기술을 이용한 질병 진단과 치료 및 나노 입자의 안전성에 대하여 알아보고자 한다.

약물전달시스템 (Drug Delivery System, DDS)

우리는 병을 치료하기 위해서 약을 복용하거나 주사를 맞는데, 만약에 병든 조직 근처로 약물이 보내어진다면, 약물에 의한 부작용도 많이 줄어들게 되며 효과적으로 치료될 수 있을 것이다.

약물전달시스템은 리보솜 (liposome)이나 고분자로 만들어진 나노 캡슐에 약물을 가두고, 원치 않는 장소는 피하며 운반 도중에 약물이 방출되는 것을 최소화하여 정확히 원하는 장소로 운반하는 나노 기술로서, 나노 캡슐은 피부 세포보다 작기 때문에 피부 깊숙히 캡슐의 외막이 용해될 때까지 흡수된다.

이때, 지름이 100nm 정도의 방울인 리보솜은 암세포와 잘 결합하는 분자들이 부착되어 있어서 몸 속으로 들어간 후, 환부를 향해 날아간다. 리보솜과 암세포가 만나면 서로 합쳐져 리보솜 안에 있는 약물이 암세포 안으로 주입되어 종양을 파괴하는 것이다. 고분자로 만들어진 나노 캡슐의 경우, 지름이 20~100nm 정도의 크기로 만들어진 캡슐 바깥쪽에 특정한 세포만을 인식하는 항체를 붙여서 투여하면, 환부에 모이게 된다. 또한, 약물이 방출되는 구멍의 크기를 나노미터 수준으로 낮추어, 약물이 방출되는 시간을 수일에서부터 수년까지 자유롭게 조절할 수 있 다[18].

그러므로, 암을 치료하기 위해 '약물전달시스템'을 이용하면 기존에 항암치료에 의한 부작용을 크게 줄일 수가 있으며, 화장품에도 이와 같은 기술이 접목되면, 주름개선에 좋은 한방 추출물을 담은 나노 캡슐이 피부의 각질층을 지나 피부의 탄력과 관련된 진피층에서 유효

성분이 자연스럽게 방출되어 효율성이 높아지는 장점이 있다.

- 약물전달시스템: 리보솜이나 고분자로 만들어진 나노 캡슐에 약물을 가두고, 원치 않는 장소는 피하며 운반 도중에 약물이 방출되는 것을 최소화하여 정확히 원하는 장소로 운반하는 나노 기술

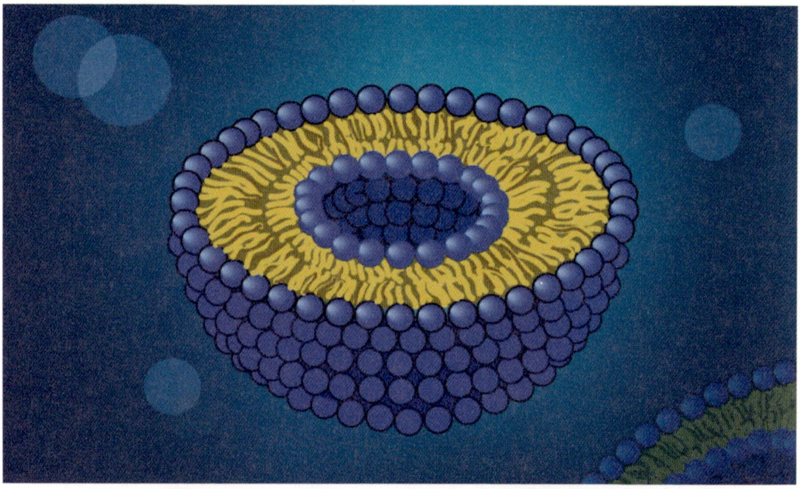

약물전달시스템에서 이용되는 리보솜 ©고명지, 2021

리보솜은 암세포와 잘 결합하는 분자들이 부착되어 있어서 환부를 향해 날아간 뒤, 암세포와 만나면 서로 합쳐져 리보솜 안에 있는 약물이 암세포 안으로 주입되어 종양을 파괴한다.

나노 로봇

나노 의학 분야에서는 나노 크기의 바이러스처럼 우리의 몸에 치명적인 피해를 입히는 것을 물리치는 나노 기계를 만드는 것이 궁극적인 목표이다.

나노 로봇 내부에는 병원균을 찾아서 파괴하도록 프로그램되어 있

는 나노 컴퓨터가 내장되어 있으며, 병원균의 모양을 감지하고 식별하는 나노 센서가 부착되어 있다. 혈류 속을 누비고 다니는 나노 로봇은 나노 센서로부터 정보를 받아 나노 컴퓨터에 저장되어 있는 병원균의 자료와 비교한 다음, 병원균이라고 판단되면 바로 약물을 방출하여 병원균을 파괴하게 된다. 이와 같이 나노 로봇은 손상된 세포를 치료하고, 바이러스를 제거하는 역할을 하는 것이다[20].

그러므로, 사람의 손이 닿기 힘든 국소 부위에 약물을 정밀하게 전달해서 종양을 치료한다는 점에서, 환자의 고통과 감염 위험을 줄일 수 있다는 장점이 있다.

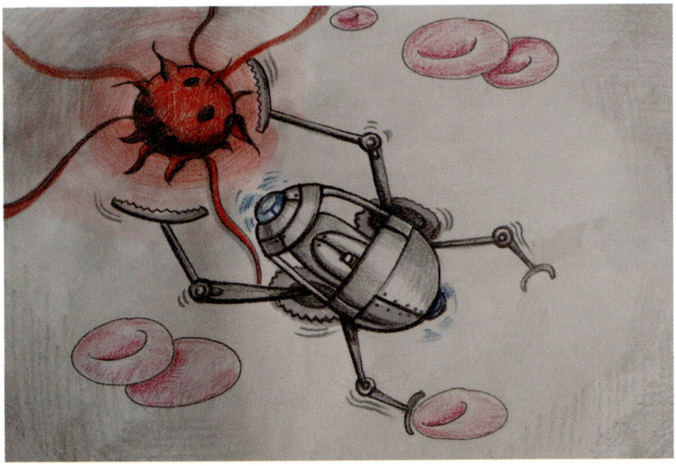

병원균을 제거하고 있는 나노 로봇 ©고명지, 2021

나노 로봇은 부착되어 있는 나노 센서로부터 정보를 받아, 내장된 나노 컴퓨터에 있는 병원균의 자료와 비교한 다음, 병원균이라고 판단되면 바로 약물을 방출하여 병원균을 파괴한다.

웨어러블 헬스케어 (Wearable Healthcare)

인구의 고령화로 인한 만성질병의 증가, 의료 인프라의 부족, 의료비 상승 등의 이유로 기존 의료 시스템의 한계를 해결해 줄 솔루션으로 각광을 받고 있는 웨어러블 헬스케어는 손목에 차는 시계 타입이나 속옷 타입의 웨어러블 디바이스와 더불어 모바일 헬스케어를 이용해서 건강관리 및 질병예방과 치료를 목적으로 의료서비스를 제공하게 된다.

정보통신기술 (Information and Communication Technologies, ICT)과 센서기술을 활용하여, 식사량, 혈압, 운동량, 심장 박동수 등의 일상 가운데 생성되는 자신의 모든 데이터가 정량적으로 수치화가 되어 실시간으로 의료진에게 전달되어짐으로, 의사는 환자의 라이프 스타일과 질병상태를 잘 파악하여 질병의 진단, 치료, 예방, 관리를 하는 것이 수월해졌다는 장점을 가지고 있다.

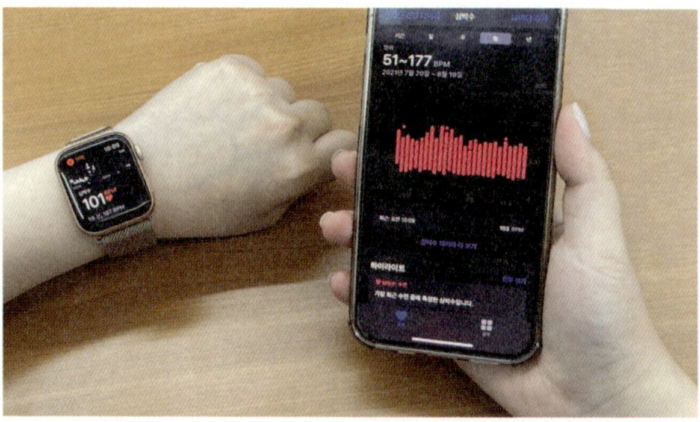

시계 타입의 디바이스와 연동된 모바일 헬스케어

웨어러블 헬스케어

정보통신기술과 센서기술을 활용하여, 식사량, 혈압, 운동량, 심장 박동수 등 모든 데이터가 의료진에게 전달되어, 환자의 질병 진단, 치료, 예방, 관리가 수월해졌다.

스마트 안경: 구글 글라스 (Google glass)

구글 글라스는 구글이 만든 '스마트 안경'으로서 '웨어러블 컴퓨터' 라고 말할 수 있다. 안경을 낀 사람이 보는 그대로 동영상이 촬영되며, 정밀한 공학기술과 소프트웨어, 재료공학, 디스플레이, 무선 네트워크 기술이 접목되어 있다.

미국 오하이오 주립대학 병원에서 정형외과 의사가 구글 글라스를 통해 수술과정을 동료의사와 의대생에게 실시간 중계를 함으로써 서버에 접속한 동료 의사와 실시간으로 자문과 피드백을 통해 수술을 진행하였다. 의대생들은 구글 글라스를 통해 집도의의 시각에서 수술을 경험함으로써 효율성이 높은 현장 실습교육을 받을 수 있었지만, 이런 기술의 탁월성 때문에 사생활의 침해에 대한 논란이 발생되고 있다. 왜냐하면 구글 글라스를 착용한 상태에서 눈으로 보는 모든 것을 기록할 수 있기 때문이다. 심지어 미국 시애틀에 있는 한 술집에서는 구글 글라스를 착용한 사람은 입장할 수 없다는 공지문이 붙기도 하였다 [38].

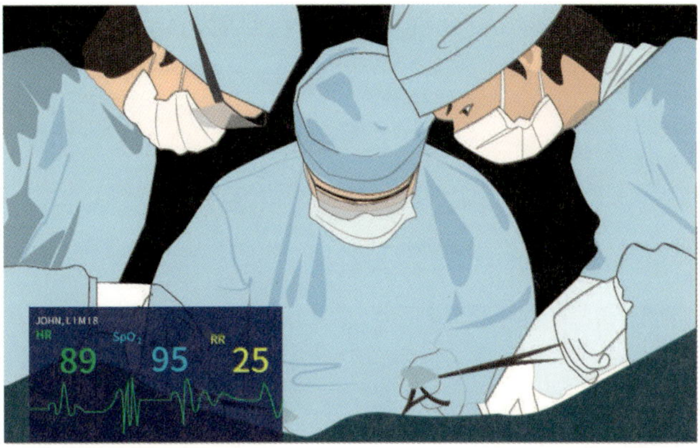

스마트 안경을 이용한 수술의 장·단점 ©고명지, 2021

스마트 안경을 통해 동료의사와 실시간으로 자문과 피드백으로 수술과정을 진행할 때, 의대생에게는 효율적인 현장교육이 되지만 사생활 침해의 우려가 있을 수 있다.

나노 입자의 안전성

은 나노 입자의 유해성

지금까지는 나노 입자를 이용한 나노 기술이 의료분야에 획기적인 발전을 이루어 온 점에 대하여 살펴보았다.

앞서 11장에서 언급한대로 은(silver)은 전자파 차단, 항균, 살균효과가 뛰어난 열과 전기를 잘 전달하는 금속으로서 가전제품, 섬유, 건축자재 등 기타 생활 용품에 많이 이용되고 있다.

하지만, 은 나노 입자는 식물의 성장에 좋지 않은 영향을 미칠 뿐만 아니라 식물 세포에 침투하여 변색을 일으키며, 포유류의 경우에는 체내에 지속적으로 체류하기 때문에 경구용이나 흡입이 가능한 용도는 피해야 한다는 은나노 입자의 유해성에 관한 연구 결과가 보고된 바 있다.

- 은 나노입자의 유해성: 식물의 성장에 좋지 않은 영향을 미치며, 식물 세포에 침투하여 변색을 일으킴, 포유류의 경우에는 체내에 지속적으로 체류함, 경구용이나 흡입이 가능한 용도는 피해야 함

나노 입자의 안전성

나노 기술이 빠르게 발전하는 가운데, 나노 입자가 사람의 건강에 악영향을 미칠 것이라는 우려의 소리가 연구결과로 보고되고 있다. 바이러스의 크기인 100nm보다 작은 나노 입자의 특성은 매우 민감한 진단기기에서 초강력 재료를 만들 수는 있지만, 사람의 폐나 피부를 쉽게 뚫고 들어갈 수 있는 것이다.

나노 입자가 박테리아에서부터 포유동물에 이르기까지 모든 생물에 위험한 존재가 될 수 있다는 독물학 연구보고도 나와 있을 뿐만 아니라 미국의 환경 운동가들은 나노 입자를 '차세대 석면'이라고 비난하기도 했다. 또한 공중에 떠다니는 탄소나노튜브가 쥐의 폐에 있는 작은 공기 주머니 속으로 깊숙이 들어가서 손상을 입힘으로써 호흡기에 문제를 일으킬 뿐만 아니라 죽음의 원인이 될 수 있다는 조사 결과가 보고되었다.

초미세 먼지와 폐암과의 연관성에 대하여 세계보건기구 (World Health Organization, WHO)는 미세먼지로 인한 공기오염은 세포의 돌연변이를 촉진시켜, 암을 유발할 수 있다고 주장했다.

몇 년 전, 고등어 구이나 삼겹살 구이를 불을 이용하여 조리할 때, 실내 미세 먼지의 수치가 급격히 증가한다는 보고로 이슈화가 된 적이 있었다. 환경부 보도자료에 따르면, 고등어 구이를 할 때 초미세먼지 농도가 2400μg/m^3, 삼겹살은 1360μg/m^3 발생한다고 발표를 했는데, 안전성평가연구소의 흡입독성연구센터에서는 고등어를 구울 때 발생하는 초미세먼지는 대부분 기름방울이 안개형태로 떠 있는 상태이며, 이로 인한 폐 손상은 크게 걱정하지 않아도 되는 수준이라고 밝혔다.

나노 기술이 끼칠 영향

나노 기술의 혜택 중 가장 눈에 두드러지는 것은 의료기술의 발전이라 해도 과언이 아니다. 하지만 나노 기술이 미칠 위험요소에 대하여 연구할 필요가 있다고 주장하는 사람들도 많다. 나노 기술로 인하여 인간의 사생활이 노출될 수 있으며, 인간의 몸 속에 나노 입자가 축적 될 뿐만 아니라 나노 로봇들이 인간의 통제를 벗어나서 지구를 온통 생물이 살수 없는 곳으로 만들 수도 있다고 주장하고 있다[20].

나노 기술이 우리에게 더 편리한 세상을 열어 주는 것은 확실하나 우리의 사회, 환경, 윤리 등에 미칠 영향에 대하여 미리 대비하는 일도 매우 중요하다고 생각한다.

참고 문헌。

1. 한국 약학대학협의회 위생약학분과회 저, '건강기능식품', ㈜헤럴드 미디어, 2004.
2. 안준용, 석남준, 박상기 저, '치매, 이길 수 있는 전쟁', 비타북스, 2014.
3. 황영철 저, '막걸리 이야기', 심인, 2010.
4. 곽재욱 저, '건강기능식품 강의', 제3판, 신일북스, 2009.
5. Melvin D. Joesten, Mary E. Castellion, John L. Hogg 저, 화학교재연구회 옮김, '생활 속에 숨겨진 화학의 이해', 제4판, 사이플러스, 2008.
6. 후지마키 마사오 저, 최동성, 고하영 옮김, '기능성 식품과 건강', 아카데미서적, 2002.
7. 야마다 슈오리 저, 김진희 옮김, ' 기적을 일으키는 베개의 힘', 평단, 2015.
8. 매슈 워커 저, 이한음 옮김, '우리는 왜 잠을 자야 할까', 열린책들, 2019.
9. 한진규 저, ' 수면 밸런스', 다산라이프, 2016.
10. 조성훈 저, ' 면역의 신NK 세포', 어드북스, 2019.

11. 신동화, 김동술, 김용석 저, '알기 쉬운 식품첨가물학', 보건에듀, 2014.
12. 황태영 저, '식품첨가물의 숨겨진 비밀', ㈜경향비피, 2014.
13. D. 린드세이 벅슨 저, 김소정 옮김, '환경호르몬의 반격', 아롬미디어, 2012.
14. 박철호, 박상언, 우선희, 이희선, 장광진, 최면 저, '향장소재의 개발과 이용', 진솔, 2010.
15. 김두한 저, '피부가 변하면 인생도 변한다', 무한, 1998.
16. 신문석 저, '필러 매뉴얼', 한미의학, 2008.
17. 김영경 저, '녹차가 내 몸을 살린다', 한언, 2007.
18. 강찬형, 금동화, 김긍호, 서상희, 나노기술협의회 저, '재미있는 나노과학기술 여행', ㈜양문, 2007.
19. Daniel C. Harris, 'Quantitative Chemical Analysis', Sixth Edition, W.H. Freeman and Company, New York.
20. 현원복 저, '나노기술과 인간', 까치글방, 2005.
21. 유재욱, 최종순, '10년간 과음한 20대 남성에서의 심한 뇌 위축', 가정의학회지, 2010, 제31권 제9호, 711-715.
22. 이동선, '천연 향료의 자원, 분리 및 분석기술에 관한 고찰', 한국냄새환경학회지, 2002, 제1권 제1호, 16-30.
23. 장윤환, 김효진, 성현철, 김도원, 이원주, 나건연, 'Tape stripping에 의한 각질층 제거 정도에 따른 피부장벽기능의 변화', 대한피부과학회지, 2005, 제43권 제7호, 919-925.
24. 박용욱, '족관절 골관절염에서 히알루론산 관절 내 주사', 대한족부족관절학회지, 2011, 제15권 제3호, 115-118.
25. 김숙희, 정혜경, '취약계층의 카페인 일일 권장량의 설정에 관한 연구', '국내 식품 중 카페인 함유량 및 표시실태', 식품의약품안전청

용역연구사업 결과 보고서 (2007).

26. 문희성, LG Business Insight 2009. 8. 26
27. S.Y. Oh, Rapid monitoring of pharmacological volatiles of night-flowing evening-primrose according to flower opening or closing by fast gas chromatography/surface acoustic wave sensor (Electronic zNose), Phytochem Anal (2018) 29: 275-283.
28. S.Y. Oh, Fast gas chromatography-surface acoustic wave sensor: An effective tool for discrimination and quality control of Lavandula species. Sens Actuator B (2013) 182: 223-231.
29. S.Y. Oh, J.W. Ko, S.Y. Jeong, J. Hong, Application and exploration of fast gas chromatography-surface acoustic wave sensor to the analysis of thymus species, J. Chromatogr. A 1205 (2008) 117-127.
30. S.Y. Oh, A useful quality control using herbal volatiles of Artemisia princeps Pamp. cv. ssajuari (ssajuari-ssuk; Korean mugwort) according to air-drying time by fast gas chromatography with uncoated surface acoustic wave sensor (Electronic zNose), Phytochem Anal (2021) 1-14.
31. N. T. Zaveri, Green tea and its polyphenolic catechins: Medicinal uses in cancer and noncancer applications, Life Sciences 78 (2006) 2073-2080.
32. H. Babich, M.E. Krupka, H.A. Nissim, H.L. Zuckerbraun, Differential in vitro cytotoxicity of (-)-epicatechin gallate (ECG) to cancer and normal cells from the human oral cavity, Toxicology in Vitro 19 (2005) 231-242.

33. F.Y. Tang, E. I. Chiang, C.J. Shih, Green tea catechin inhibits ephrin-A1-mediated cell migration and angiogenesis of human umbilical vein endothelial cells, J. Nutritional Biochem. 18 (2007) 391-399.

34. 한국농수산식품 유통공사

35. 대한 장 연구학회

36. 경북농업기술원

37. 식품의약품안전처

38. 백과사전

39. 사진자료

-https://pixabay.com/photos/suckling-pig-pig-roast-rotisserie-3869602/ (훈연기술)

- yamatsu, CC0, via Wikimedia Commons (치자)
- Szaga, Public domain, via Wikimedia Commons (맨드라미)
- Deathworm, Public domain, via Wikimedia Commons (고기의 염절임)
- ItalianEpicure.com, Public domain, via Wikimedia Commons (프로슈토)
- https://pixabay.com/photos/korea-water-kimchi-kimchi-hand-made-6005336/ (물김치)
- https://pixabay.com/photos/egyptian-museum-mummy-antiquity-630297/ (미이라)
- https://pixabay.com/photos/smoke-blow-incense-sticks-1943398/ (경의)
- https://pixabay.com/get/g0a04dd64332adac1c59c40083610c7226126315b814d647452aa6b590e1996f5df90ac6f168d5969

9a0684446083ccf7_1920.jpg (마법)

- https://upload.wikimedia.org/wikipedia/commons/2/2f/Siberian_Musk_Deer.jpg (사향노루)
- https://upload.wikimedia.org/wikipedia/commons/4/45/Sperm_Whale._%288066472961%29.jpg (향유고래)
- https://pixabay.com/ko/images/download/innocent-4422645_1920.jpg?modal (사향고양이)
- https://pixabay.com/ko/photos/%eb%89%b4%ed%8a%b8%eb%a6%ac%ec%95%84-%eb%a8%b9%eb%8a%94-%eb%b9%84%eb%b2%84-1386446/ (비버)
- https://upload.wikimedia.org/wikipedia/commons/4/42/Enfleurage_process_%281864%29.jpg
- https://upload.wikimedia.org/wikipedia/commons/4/43/Ambersweet_oranges.jpg (오렌지)
- https://pixabay.com/ko/photos/%ec%8b%a0%ec%84%a0%ed%95%9c-%ea%b3%bc%ec%9d%bc-%ec%b4%88%eb%a1%9d-%ea%b1%b4%ea%b0%95%ed%95%9c-1239267/ (라임)
- https://pixabay.com/ko/photos/%eb%b2%a0%eb%a5%b4%ea%b0%80%eb%aa%bb-%ea%b3%bc%ec%9d%bc-%ec%9e%8e-%ec%99%b8%eb%94%b4-1554281/ (베르가못)
- https://pixabay.com/ko/photos/%eb%a0%88%eb%aa%ac-%ec%9e%90%eb%a5%b4%eb%8b%a4-%eb%a0%88%eb%aa%ac-%eb%b0%98-%ec%a1%b0%ea%b0%81-1132558/ (레몬)

- 안나 프로데시악, Public domain, via Wikimedia Commons (두부)
- Poyt448 Peter Woodard, Public domain, via Wikimedia Commons (좌), kinclli, Public domain, via Wikimedia Commons (우) (정유)
- Robert Brink, CC0, via Wikimedia Commons (라벤더)
- congerdesign, CC0, via Wikimedia Commons (페퍼민트)
- Dinkum, CC0, via Wikimedia Commons (유칼립투스)
- Jeffery Martin, CC0, via Wikimedia Commons (로즈메리)
- Roksolana Zasiadko cieloadentro, CC0, via Wikimedia Commons (좌), chaithanya krishnan chaithanya_krishnan, CC0, via Wikimedia Commons (우) (캐모마일)

- 저작권 표시가 없는 대부분의 사진은 저자가 직접 촬영한 사진임

지은이 프로필

오세연

- (현) 계명대학교 자연과학대학 식품가공학과 교수
- 연구분야: 경제적 가치가 있는 약용식물(라일락, 달맞이, 라벤더, 타임, 어성초, 약쑥 등)의 휘발성 유효성분(치료성분)에 관한 연구의 결과물이 다수의 논문으로 국제 전문학술지(SCI)에 게재됨
- 세계인명사전, 'Marquis Who's Who in the world'(미국발행, 2015년~2016년도, 2018년도)에 등재
- Marquis Who's Who로부터 "Albert Nelson Marquis Lifetime Achievement Award" (평생 공로상) 수상 (2017~2018)